日本有数の長寿地域

京丹後の食生活×腸内細菌研究でわかった

本当に腸が喜ぶ食事術

100歳腸寿食

京都府立医科大学大学院 医学研究科 教授 内藤裕二

ONE PUBLISHING

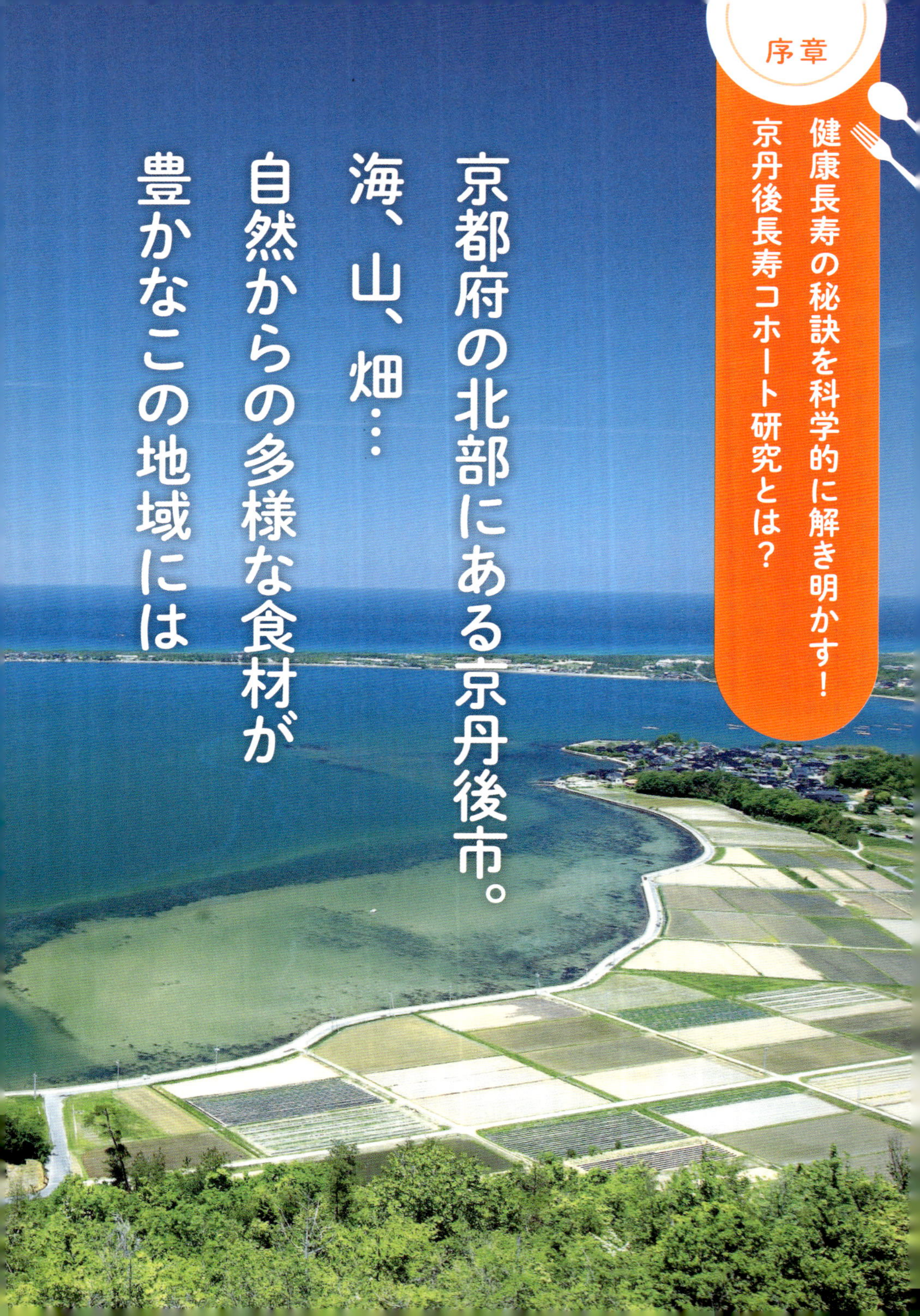

序章

健康長寿の秘訣を科学的に解き明かす！
京丹後長寿コホート研究とは？

京都府の北部にある京丹後市。
海、山、畑…
自然からの多様な食材が
豊かなこの地域には

100歳以上の「百寿者」が多く暮らしています。

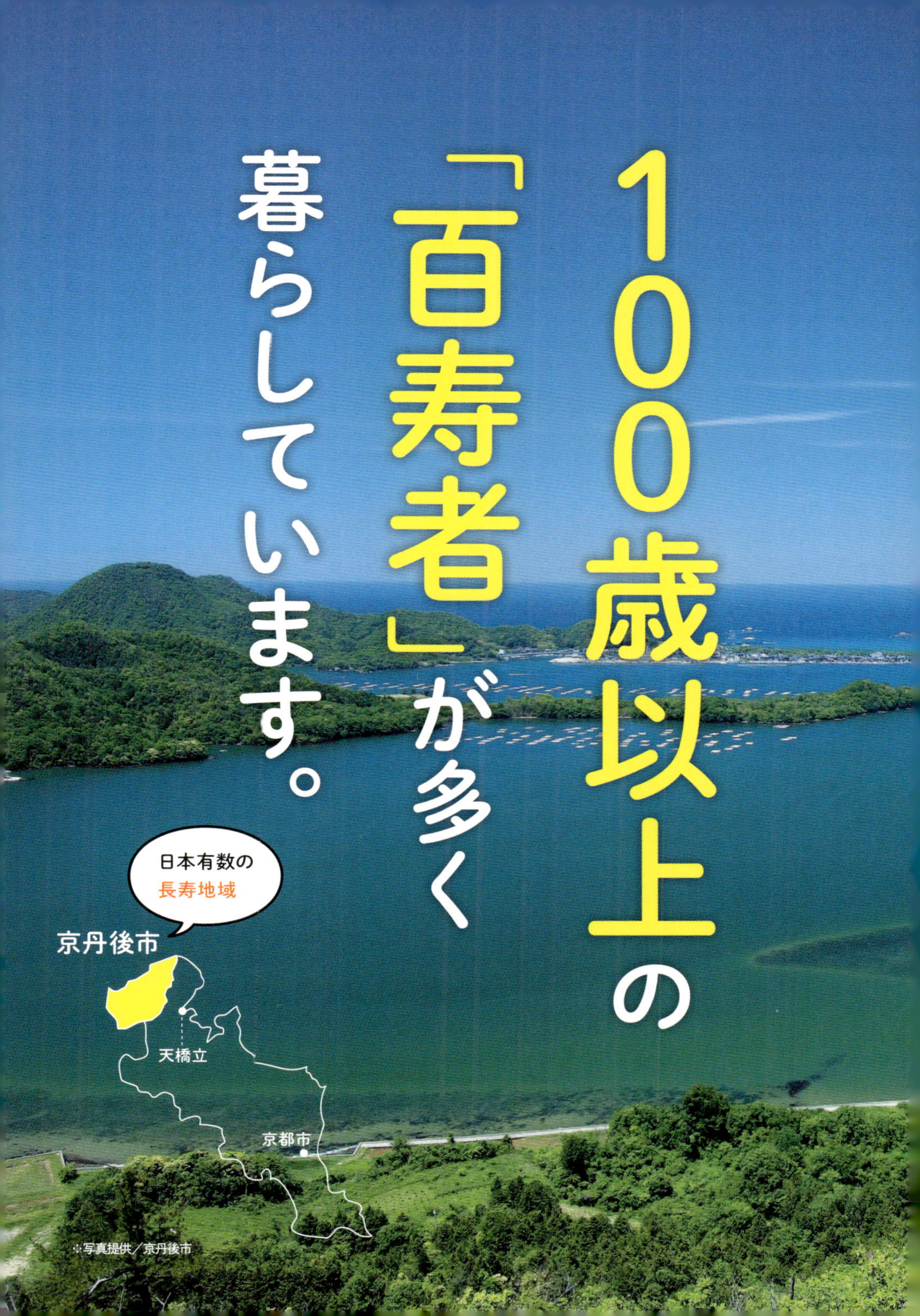

※写真提供／京丹後市

百寿者の比率は全国平均のなんと約3倍！

京丹後のおじいちゃん、おばあちゃんたちは年齢という意味だけの長生きではなく、元気に生活している、まさに

理想的な長寿の姿

なのです。

太陽が昇れば自分の足で歩いて畑や海に行って食べるものを採り——

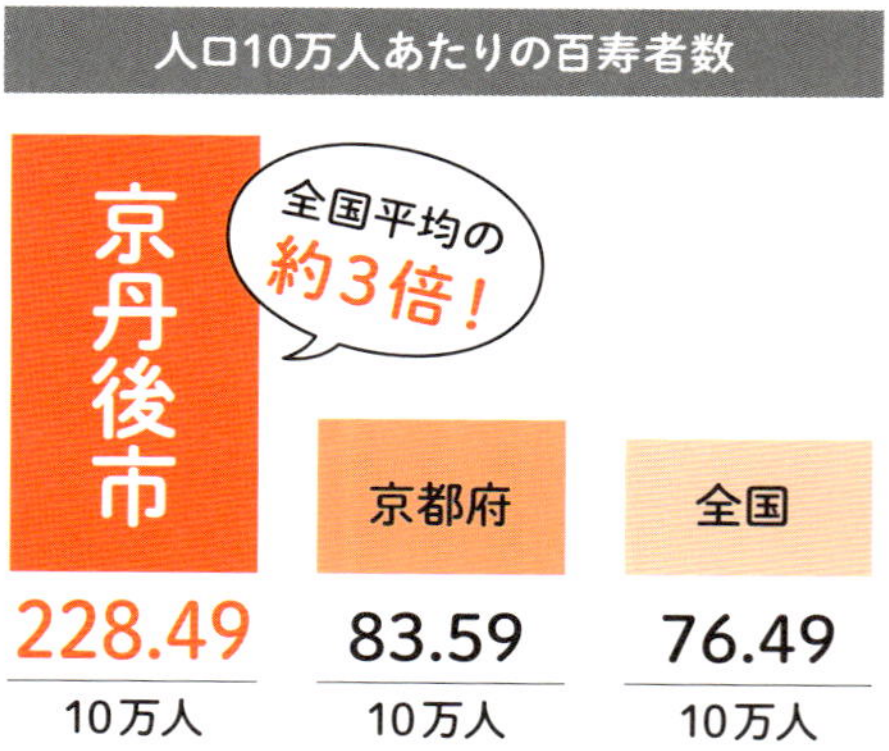
人口10万人あたりの百寿者数
京丹後市
全国平均の約3倍！
京都府
全国
228.49
10万人
83.59
10万人
76.49
10万人

（令和6年9月1日現在　住民基本台帳による人口統計より）

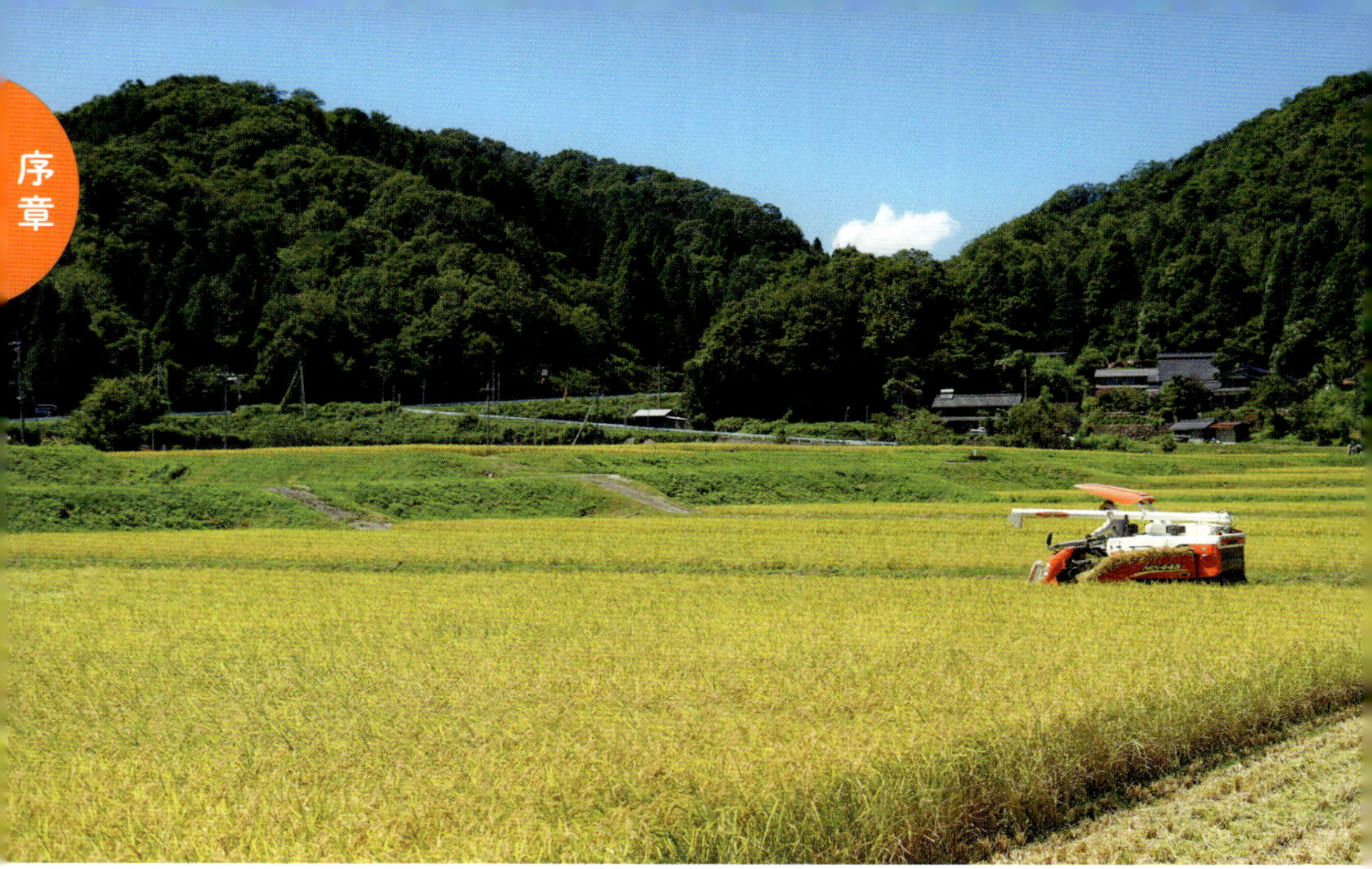

ピンクのネイルに笑顔！

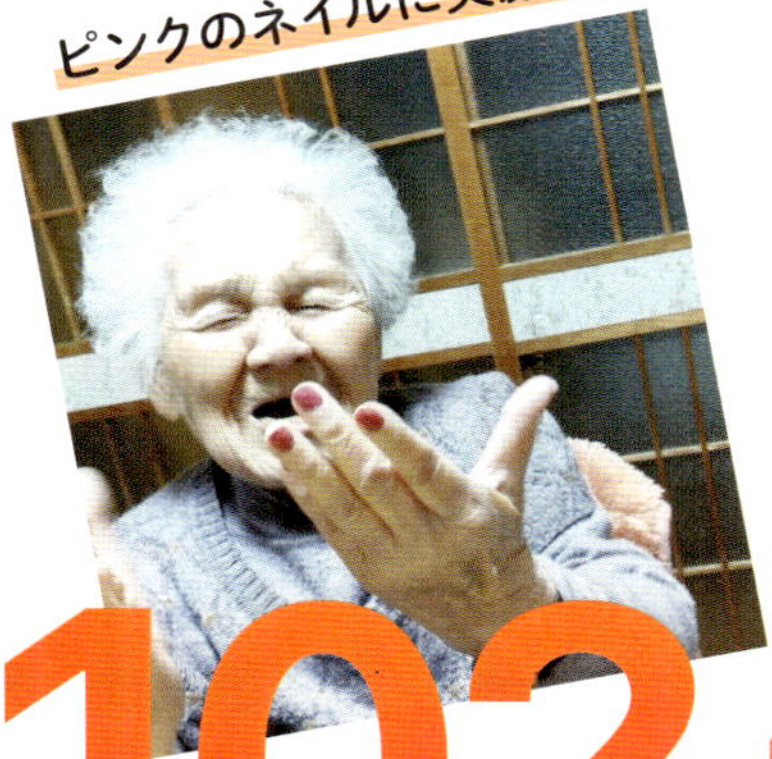

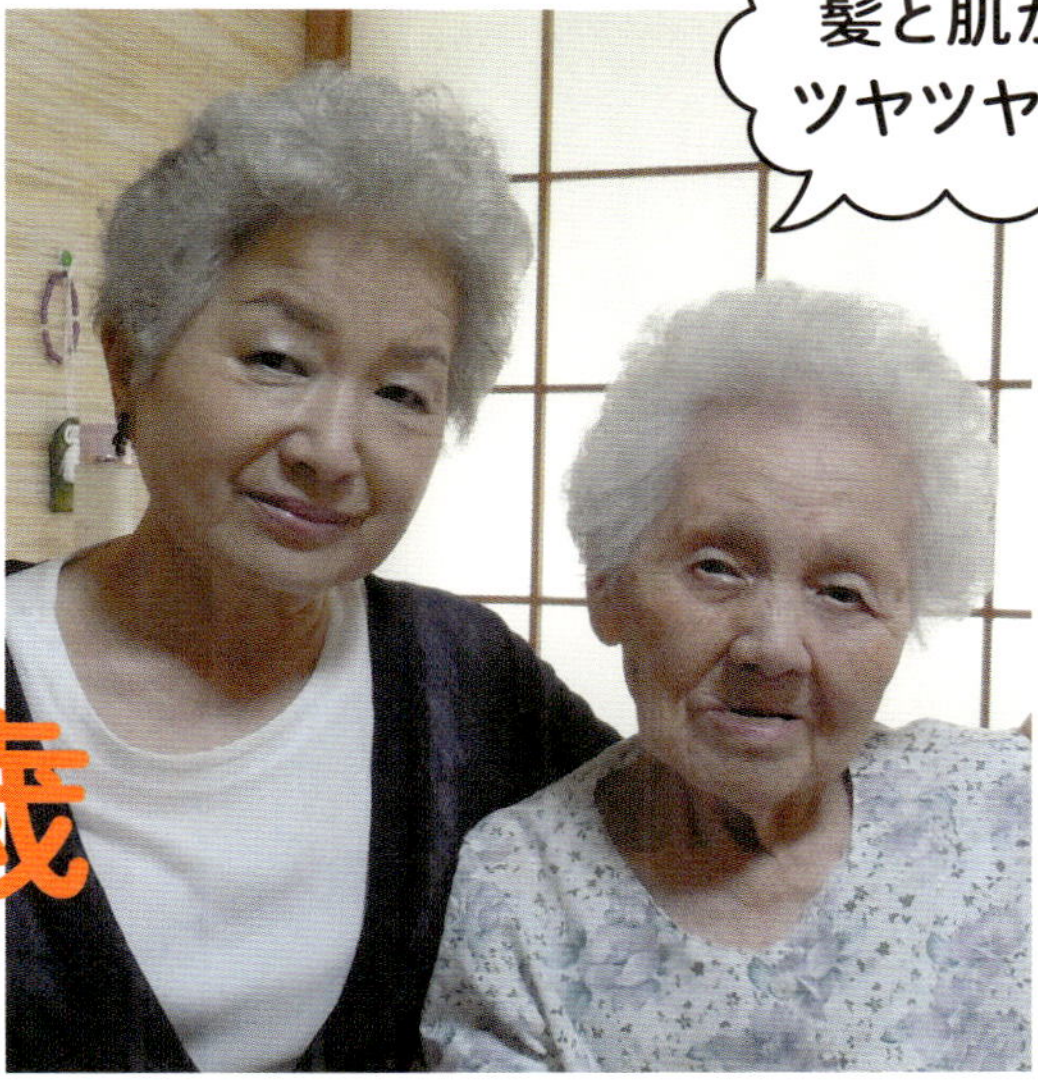

髪と肌がツヤツヤな

102歳

晴《はる》枝《え》さん（右）

髪も肌も驚くほどツヤツヤな晴枝さん。長生きの秘訣は、若い頃から家事やお孫さんの世話など役割を持って常に手を動かしてきたこと。息子さんの奥さんである一子さんの作る地元の野菜をふんだんに使った料理を食べ、毎朝、乳酸菌飲料を飲んでいます。2か月に1回は美容院でパーマをあて、ご家族が手伝ってマニキュアのおしゃれも楽しむ102歳！

※P5〜6のご長寿の方の写真は2022年当時、年齢は2024年11月現在です。

地域の人とのコミュニケーションや趣味を楽しみ――

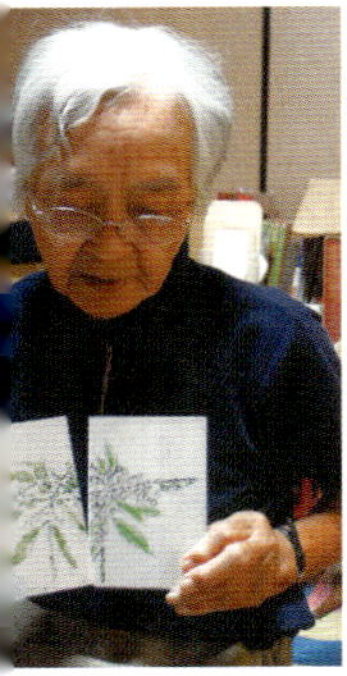

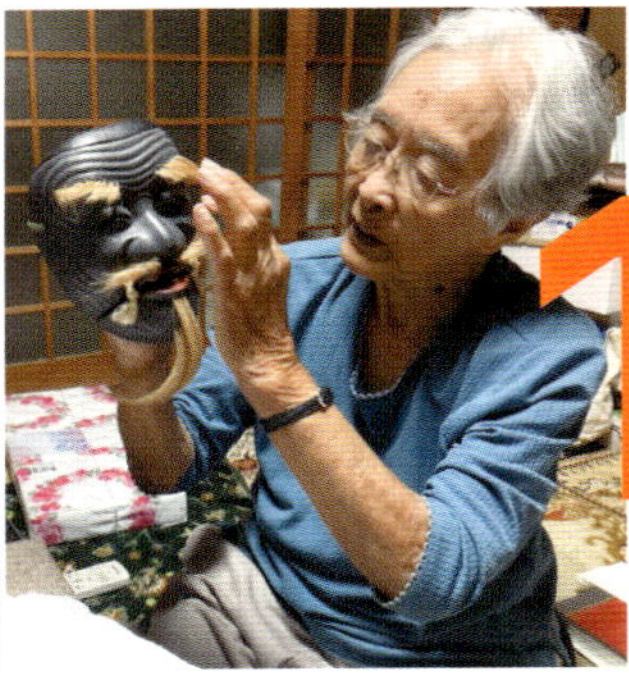

クリエイティブな

100歳

郁子《いくこ》さん

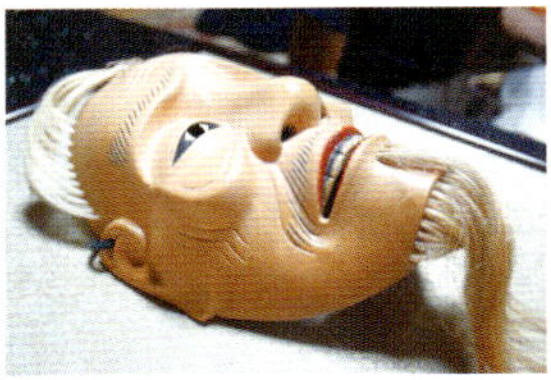

能面作品

小学校の先生だった郁子さん。定年退職した60歳から能面師に師事し、これまでに約100面を完成させました。能面のほかにも絵手紙、切り絵、籠編み、和紙のちぎり絵、畑仕事…とクリエイティブで多彩な趣味を仲間と語り合いながら楽しまれています。

学び続ける

90歳

照子《てるこ》さん

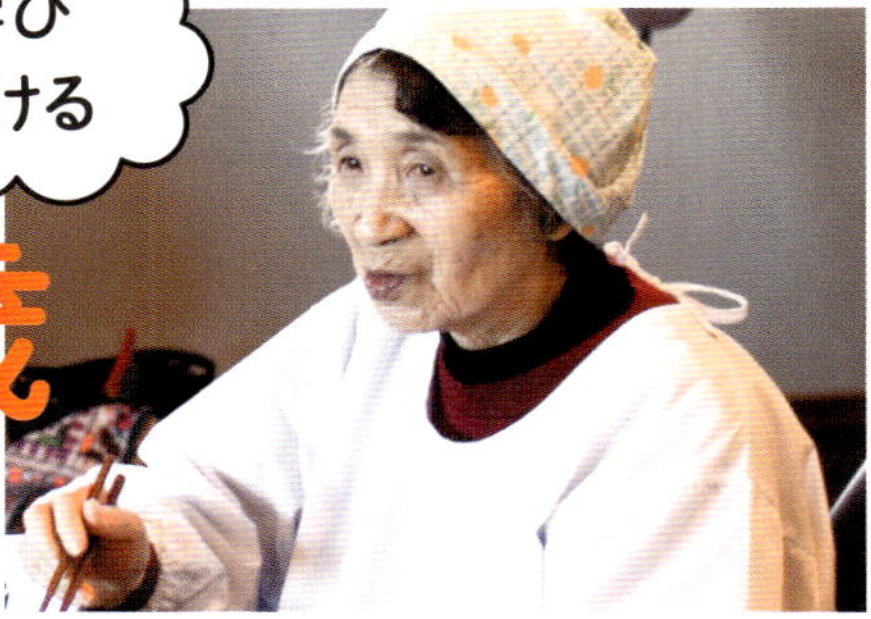

幼い頃から料理が好きだった照子さん。20年以上前に地域で少人数ではじめたよもぎ餅の会をきっかけに、全国規模の料理コンテストに参加。「丹後のばら寿司」で賞をいただいたそうです。新しい知識やアイデアはいつもメモして書き留め、「この年になっても学ぶことばかり！」と前向きです。

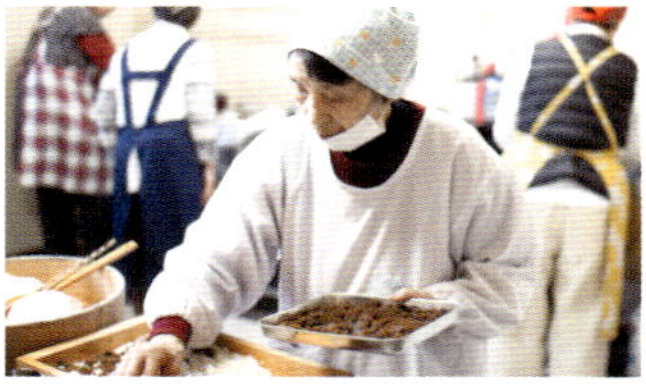

地域の仲間と料理

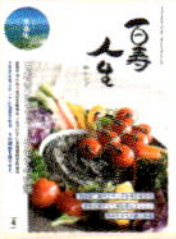

『百寿人生のレシピ』（第4版）より

京丹後市が京丹後長寿コホート研究を行う京都府立医科大学、京都府立大学の先生方の監修で制作・発行した本。京丹後の元気なシニアの長寿の秘訣、京丹後の郷土料理や腸活レシピも紹介。全国の書店で取り寄せができます。定価495円

※出典元／『百寿人生のレシピ』（第4版）、画像提供／京丹後市

家族や友人と食事をして人生を楽しんでいる“健康長寿”の人が多いのです。

それは、なぜなのか?
健康長寿の**秘訣**が
気になりますね。

116歳
木村次郎右衛門《きむらじろううえもん》さん

男性の長寿世界一

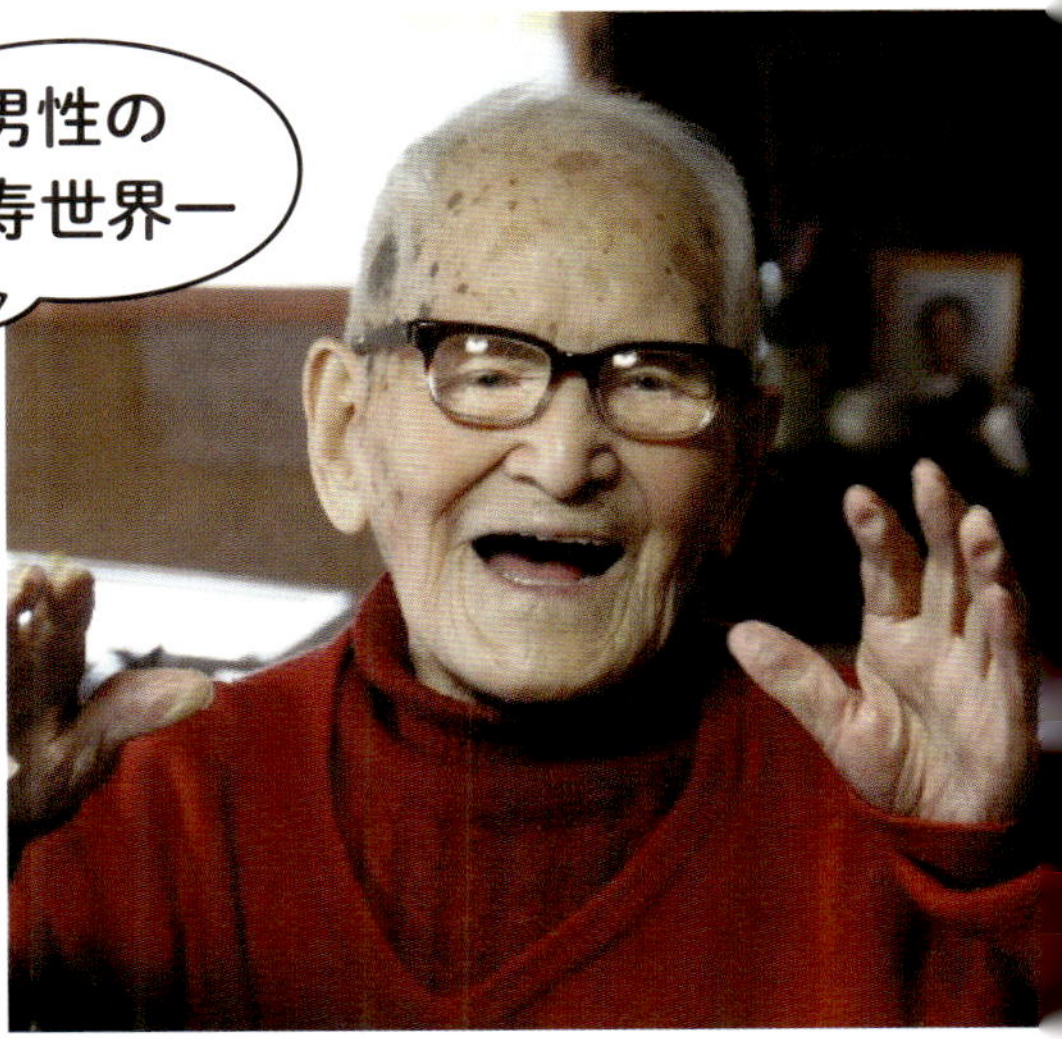

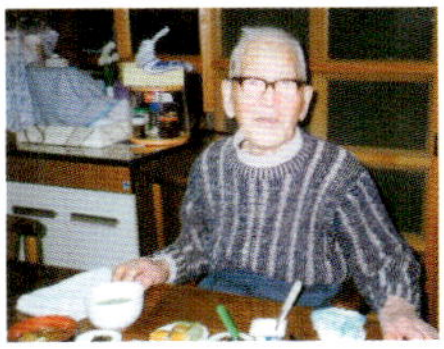

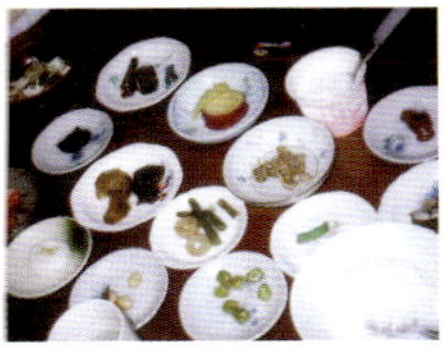

2011年に世界で史上最も長生きした男性としてギネス認定を受け、2013年に116歳でご逝去された木村次郎右衛門さん。郵便局に45年勤め、定年後は90歳まで農業を楽しみました。食卓には、10品以上の多彩なおかずが！　豆、いも、海藻など食物繊維が豊富で、ヨーグルトや季節の果物も食べていました。木村さんのモットーは「食細くして命長かれ」で、食事は腹5～6分目。1日3食、決まった時間に家族と一緒に居間で食事をとっていました。

僕たち京都府立医科大学の研究チームは2017年から

京丹後長寿コホート研究

をスタートしました。

丹後地域※に住む65歳以上の方々に
ご協力いただいて、毎年、全身の健康状態を調べる
長寿健診、食事調査などを実施。
数年にわたり蓄積したビッグデータの分析、
腸内細菌の遺伝子解析…
健康長寿の秘訣を科学的に解明するプロジェクトを進めています。

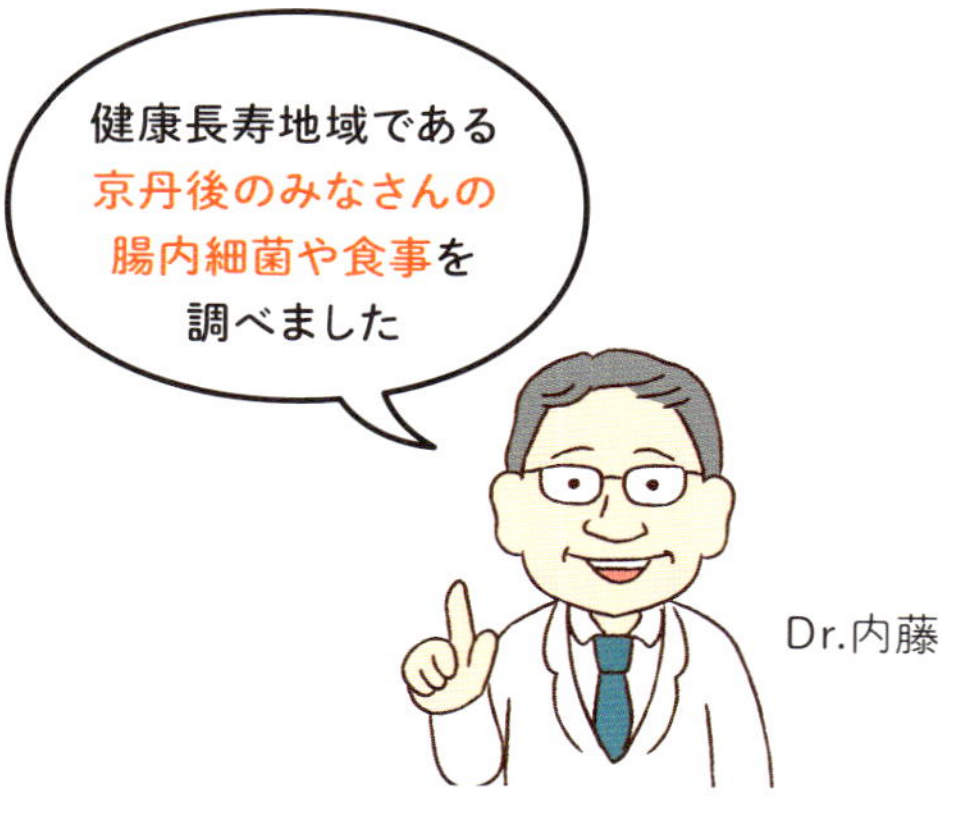
健康長寿地域である京丹後のみなさんの腸内細菌や食事を調べました
Dr.内藤

京丹後長寿コホート研究

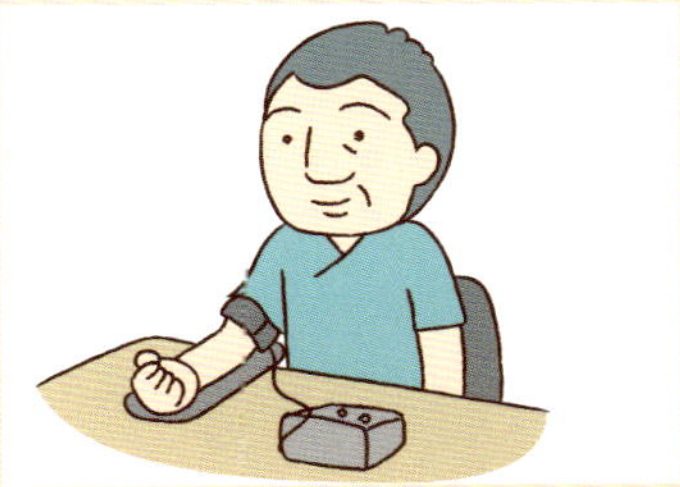

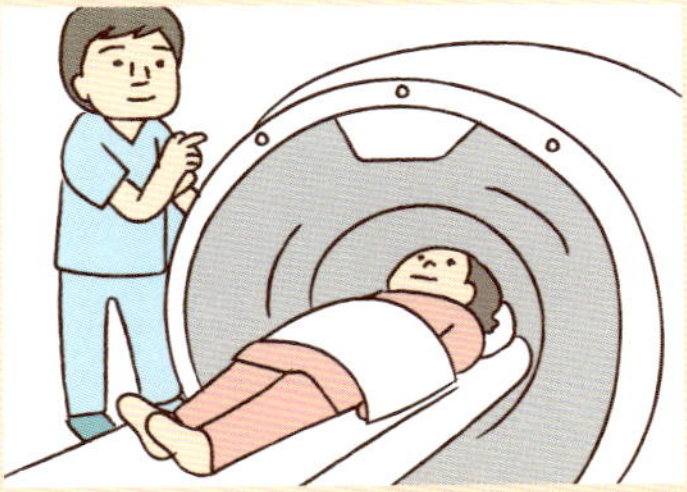

検査項目 生活習慣や食事調査、血圧、心電図、血管年齢、肺機能検査、体力・運動機能検査、血液検査、便検査（腸内フローラの解析）、尿検査、聴力検査、全身ＣＴ検査など。

この研究が終わるのは
２０５０年（予定）。
まだ追跡の途中ではありますが
研究をはじめて約７年で

健康長寿の秘訣が
少しずつわかってきました。

それは何かというと…

※丹後地域（京丹後市、宮津市、与謝野町、伊根町）

人生の最期まで自分の足で歩き、
自分で食べて自立した生活を送りたい――

要介護の状態にならず
健康寿命を延ばすには早めの
フレイル対策が重要です。

丹後地域の65歳以上の人は
サルコペニア、フレイル、フレイルの人が少なく

血管年齢も若い。

糖尿病などの生活習慣病や大腸がん、認知症の人も少ないのです。

丹後地域の65歳以上の人は…

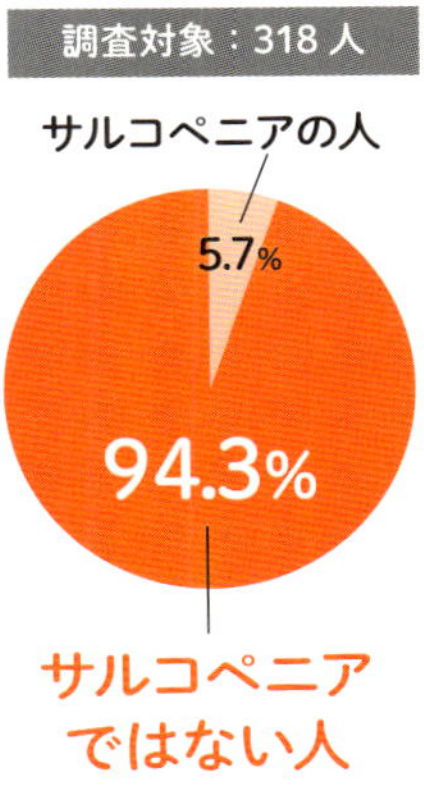
調査対象：318人
サルコペニアの人
5.7%
94.3%
サルコペニアではない人

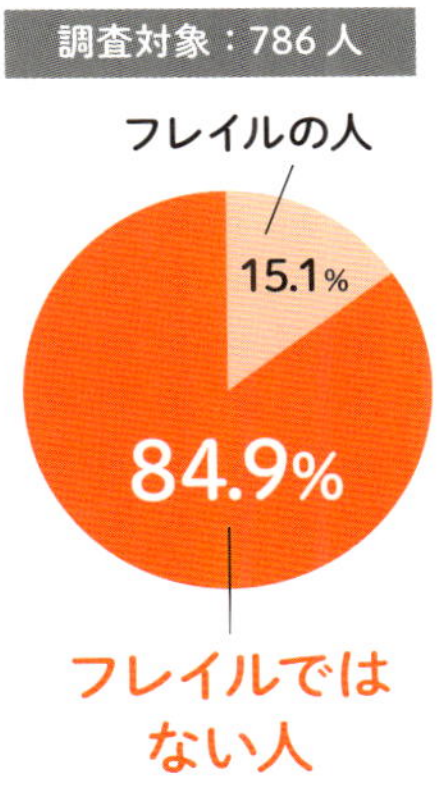
調査対象：786人
フレイルの人
15.1%
84.9%
フレイルではない人

歩く速度が速くて筋力があり

自立した生活を

送っている人が多い！

フレイルとは？

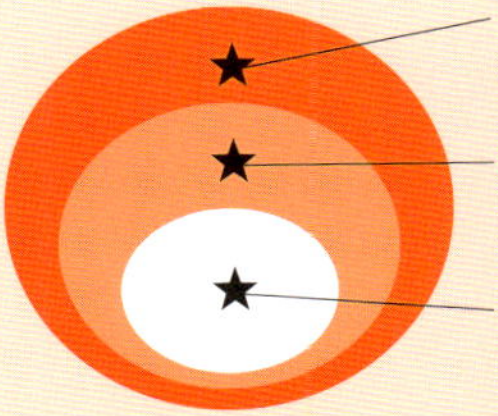

フレイル
健康な状態と要介護状態の中間の段階

ロコモティブシンドローム
立つ、歩くなど運動器の移動機能の低下

サルコペニア
加齢による筋肉量の減少、筋力の低下

加齢により心身が虚弱化し、社会的な交流も少なくなる要介護状態の手前の段階。プレフレイル、フレイルでも「歳だから」とあきらめず生活改善することで健康な状態へ！

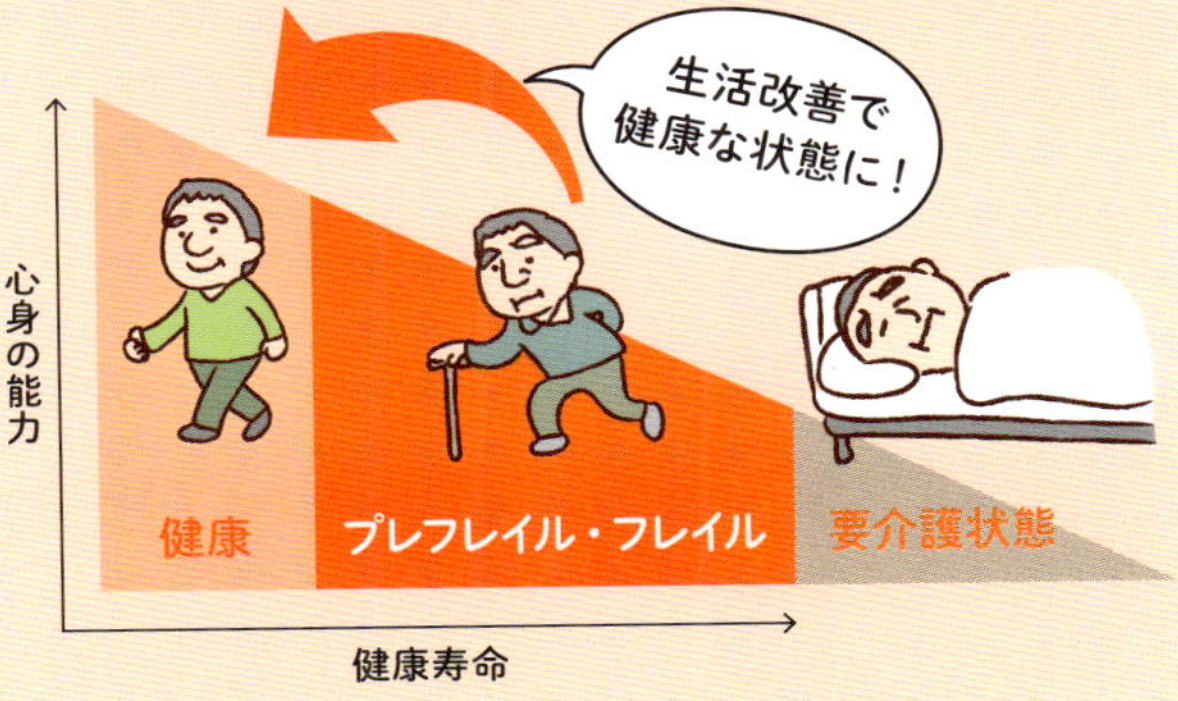
生活改善で
健康な状態に！
心身の能力
健康
プレフレイル・フレイル
要介護状態
健康寿命

全身の臓器と密接な関係がある
腸内フローラに健康長寿の秘訣があるのではないか？

京丹後市の65歳以上の方々の
腸内細菌の種類を解析したところ多様性があり
特に**「酪酸菌※」が多い**ことが明らかになりました。

酪酸菌は「長寿菌」

とも呼ばれ、世界中の腸内細菌の研究者が注目しています。

※酪酸菌…大腸で食物繊維を発酵させて酪酸をつくる「酪酸産生菌」。本書ではわかりやすく略称で「酪酸菌」と表記しています。

じつはこの酪酸菌、多くの日本人のおなかの中にいる菌。

あなたの腸内にもすんでいるかもしれません。

京丹後市と京都市の65歳以上の腸内フローラ比較

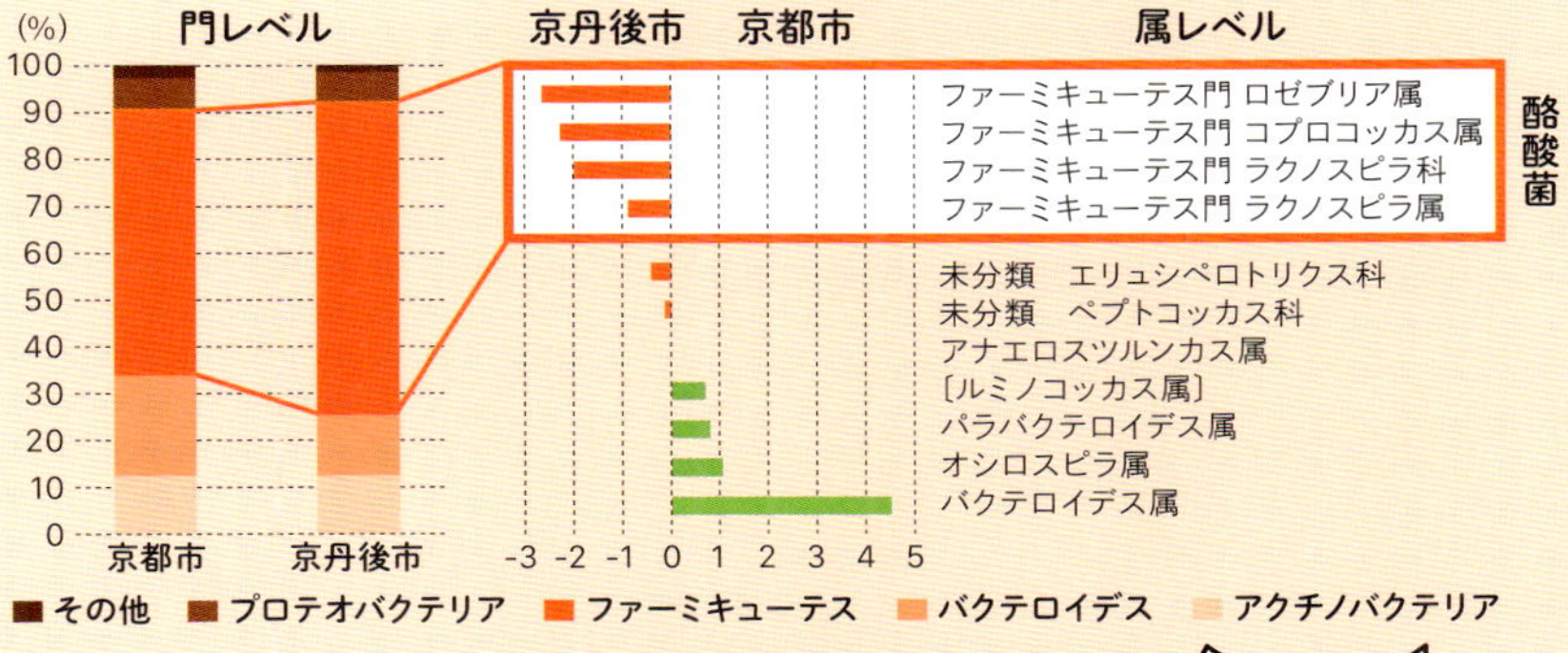

京丹後市、京都市の人（各51人）の腸内フローラを比較すると、京丹後市の人に「酪酸菌」が多いことを発見。また、京丹後市の人には寿命を縮める可能性があるプロテオバクテリア門の菌が少ないことも確認されました。

出典／Naito Y et al.J Clin Biochem Nutr 2019;65（2）:125-131.

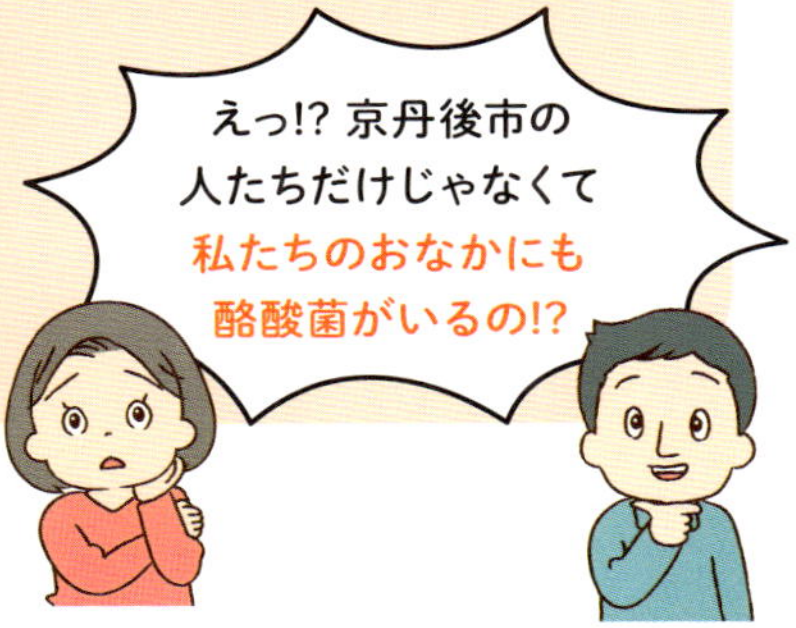
えっ!? 京丹後市の
人たちだけじゃなくて
私たちのおなかにも
酪酸菌がいるの!?

おなかの中にすんでいる酪酸菌は

酪酸をつくって全身の健康を支える

重要な仕事をしてくれています。

系などを通じて全身に働きかけ

のカギに！

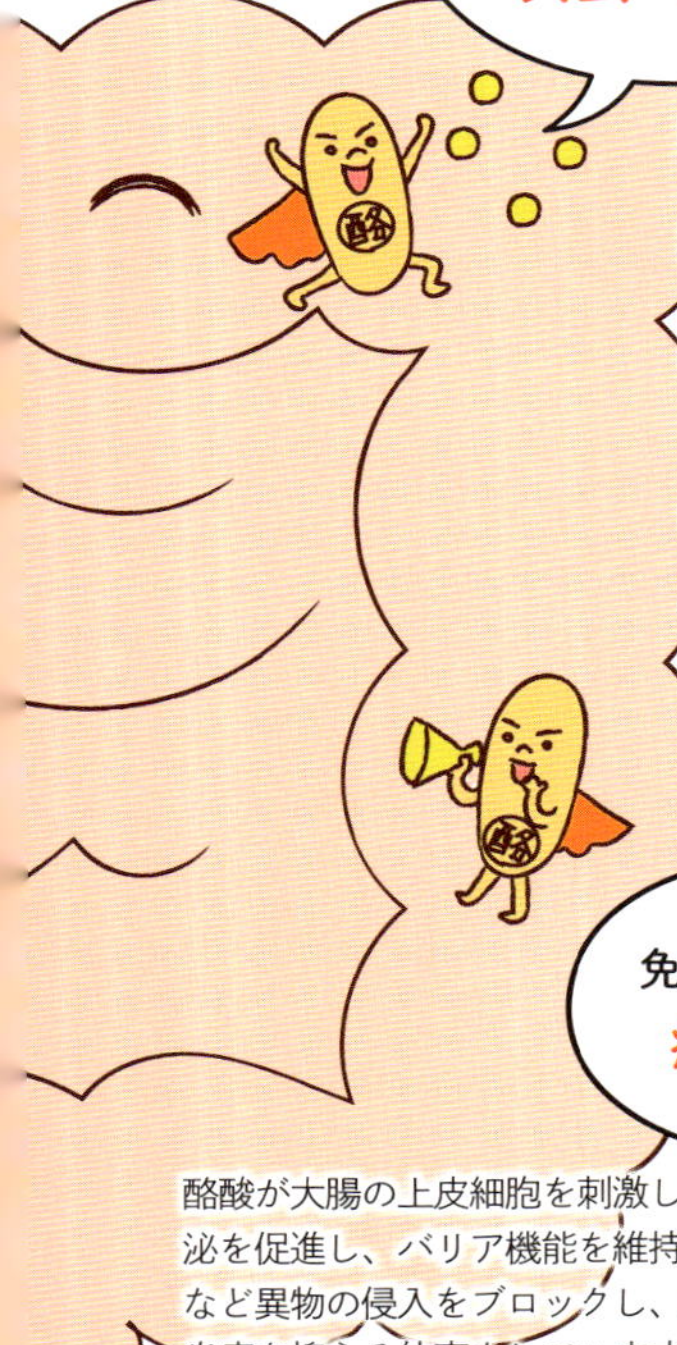

大腸を動かす
エネルギーになり
便通をスムーズに！

酪酸は、大腸を動かすエネルギー源になり、ぜん動運動を正常にします。また、酪酸が大腸の上皮細胞でエネルギーになるときに酸素を消費することで、大腸内に酸素が漏れ出ないようにし、酸素が嫌いな有用菌がすみやすい環境に。

免疫力を強化して
病気を防ぐ

酪酸が大腸の上皮細胞を刺激して粘液の分泌を促進し、バリア機能を維持。ウイルスなど異物の侵入をブロックし、腸管の慢性炎症を抑える仕事もしています。また、酪酸はIgA抗体の分泌を促し、腸からウイルスが入ろうとしても悪さをしないようにする働きも。さらに、免疫細胞を制御してアレルギーを抑制、がん抑制遺伝子の活性化など、酪酸に関する研究が進んでいます。

大腸がん
感染症
アレルギー
など

酪酸菌が元気に働くためのエサ、それが、あなたが食べるものの食物繊維です。

酪酸菌がつくる酪酸が代謝、免疫、神経

健康長寿

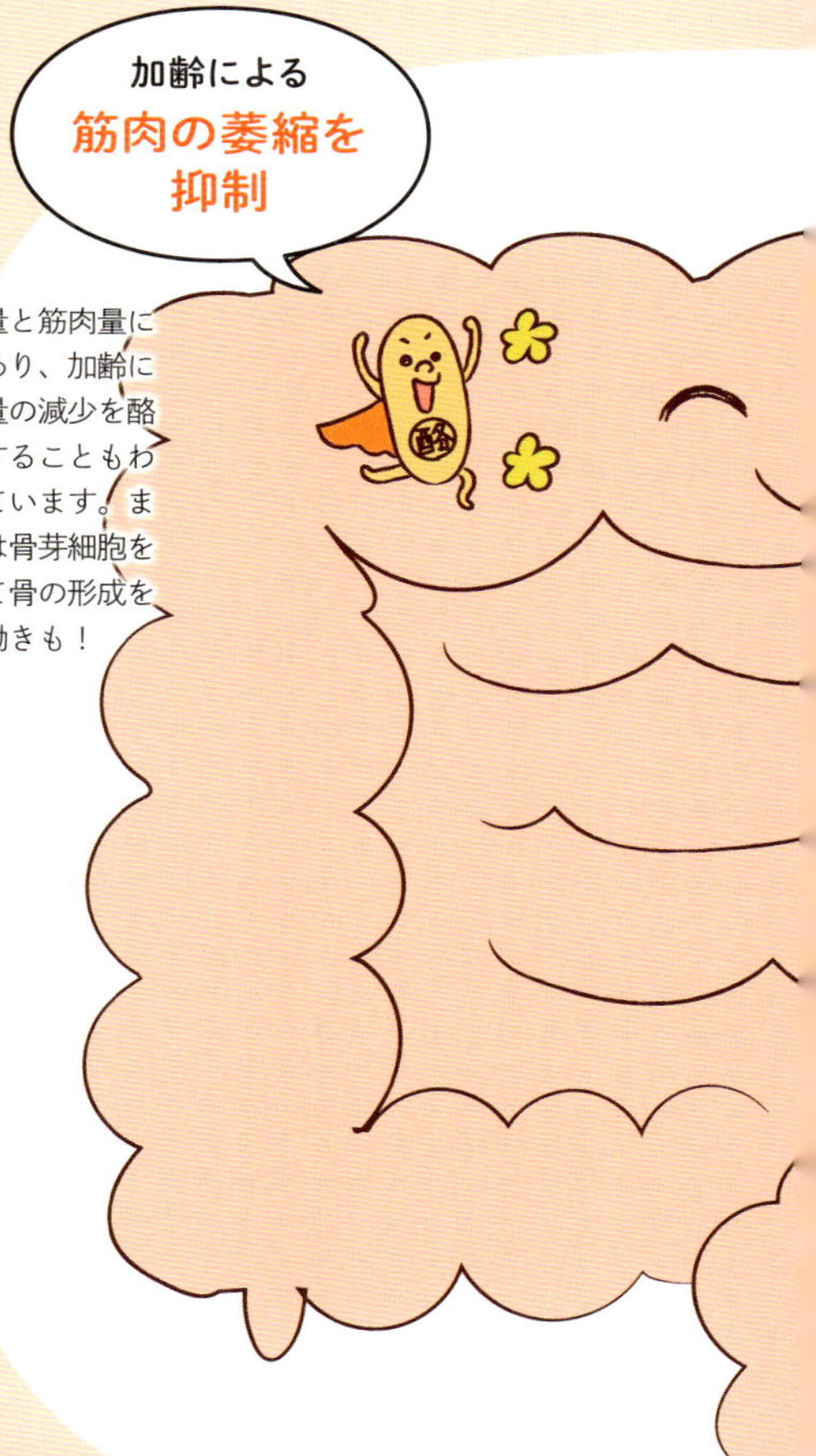

酪酸菌の量と筋肉量には相関があり、加齢による筋肉量の減少を酪酸が抑制することもわかってきています。また、酪酸は骨芽細胞を活性化して骨の形成を促進する働きも！

その他にも…

酪酸は血糖値の上昇の抑制、エネルギー代謝のアップにも関わり、酪酸菌の減少とうつ傾向に相関関係があるという報告もあります。

食物繊維を毎日おなかに届けることで
それを酪酸菌などの有用菌※が食べて増え、
働きが活性化します。
実際、京丹後市の人の食事調査では…

大豆、全粒穀物、根菜、いも、果物、きのこ、海藻など**多様な食材**から食物繊維をとっている。

3食のうち1食だけ全粒穀物の主食にしてみる

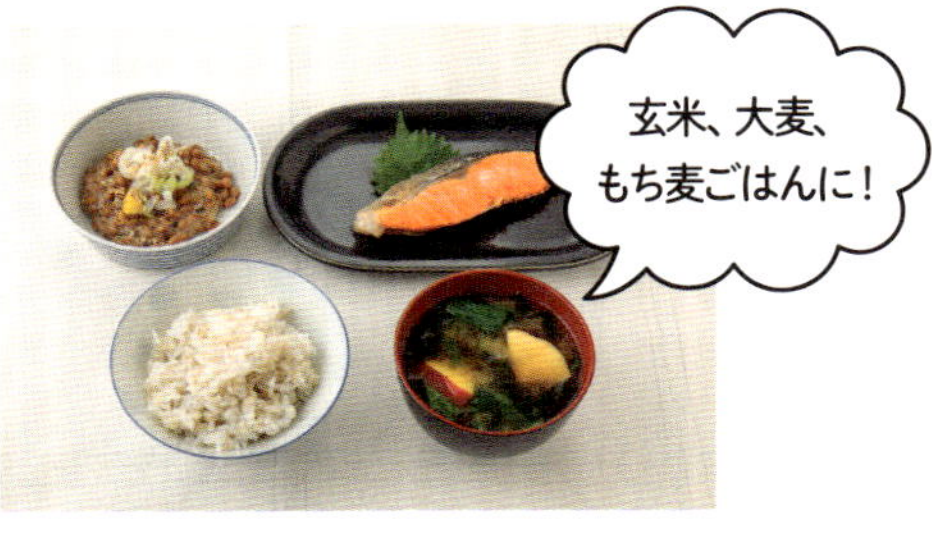
玄米、大麦、
もち麦ごはんに！

主食から食物繊維を毎日、自然にとれます。まず1日1食からでOK。最近の玄米、もち麦、雑穀ごはんはおいしいですよ！

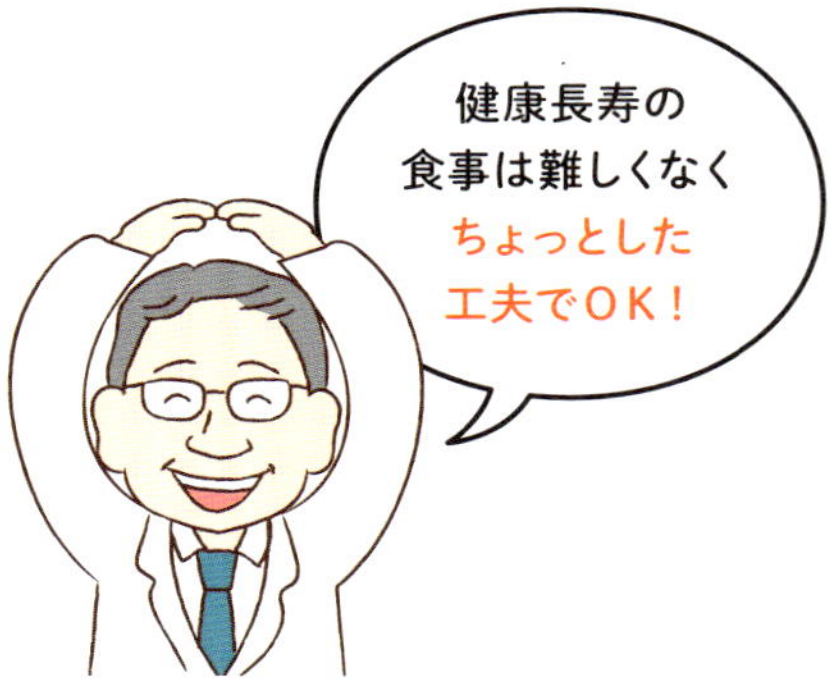
健康長寿の
食事は難しくなく
ちょっとした
工夫でOK！

※健康によい影響を与える腸内細菌を有用菌、健康に悪影響を与える腸内細菌を悪用菌と表記します。

たんぱく源として、肉はほとんど食べず、魚介類、豆・大豆製品をよく食べる。

間食はあまりせず、1日3食、規則正しく食べる。

これらが、腸内フローラの多様性につながり

健康長寿の食事の秘訣に

なっているのかもしれません。

何品も作るのがめんどうなら具だくさんみそ汁に

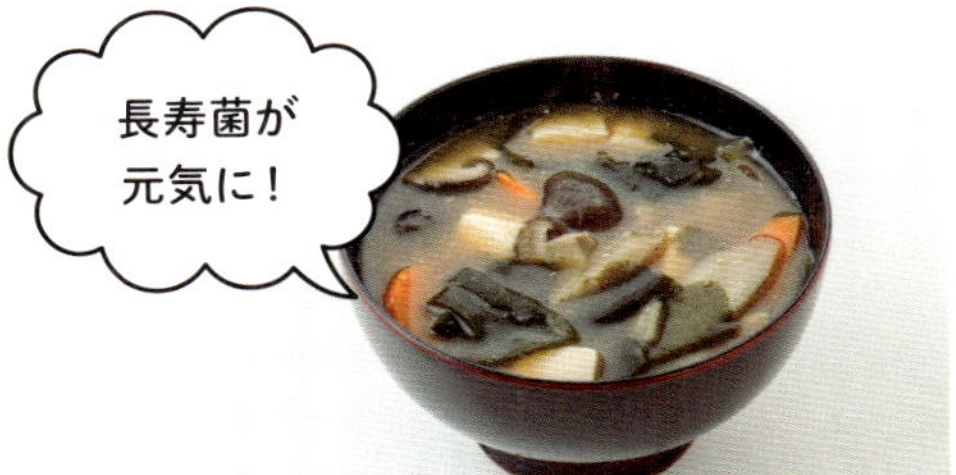

野菜、きのこ、海藻の具だくさんみそ汁は、長寿菌が喜ぶ多様な食物繊維、発酵食品であるみそもとれる健康長寿の1杯なのです。

肉のおかずに大豆を混ぜてみる

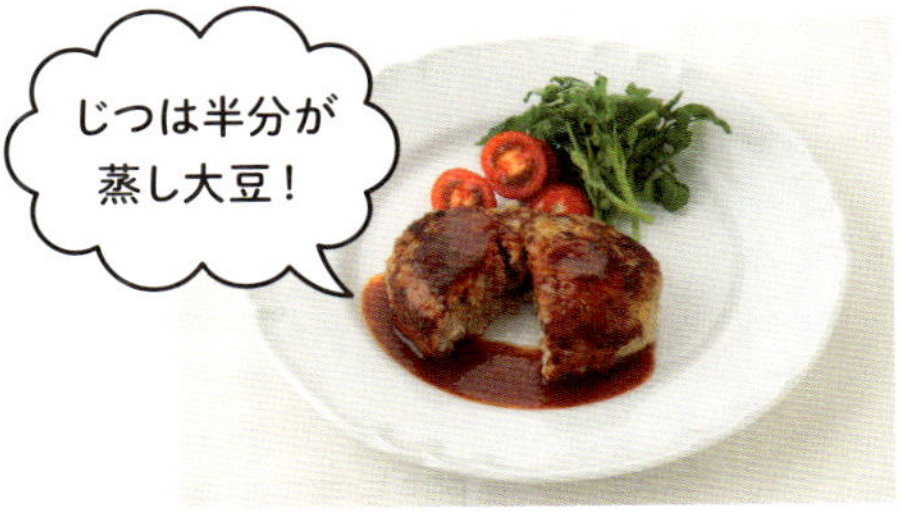

肉をゼロにしなくていいんです。ひき肉料理に蒸し大豆を混ぜてみる…こんなひと工夫で食物繊維、植物性たんぱく質も増やせます。

医師、腸内細菌研究のエキスパート

Dr.内藤の腸寿習慣

夜中まで仕事、会食が多かった若い頃。50代後半から腸によい生活に改善！ 66歳になりますが、若い頃より元気です。

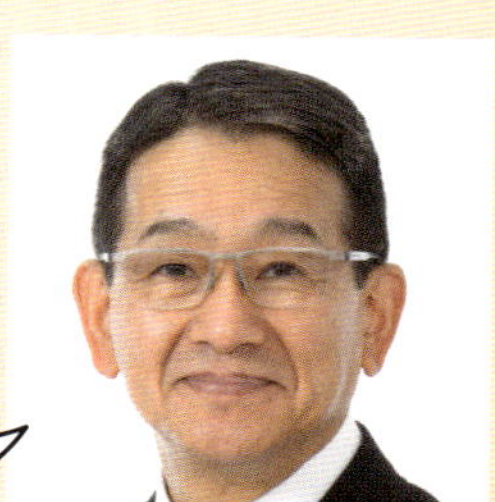

京都府立医科大学大学院
医学研究科
生体免疫栄養学講座 教授
内藤裕二

こんにちは。医師で腸内細菌と健康長寿の関係を研究している内藤裕二です。現在66歳で、2人の孫の成長を楽しみにしているおじいちゃんでもあります。

消化器が専門の医師の僕ですが、若い頃から腸によい健康的な生活を送っていたわけではありません。20～40代は夜中まで仕事をして睡眠のリズムが乱れ、焼き肉や揚げ物も食べ、お酒を飲む会食もあってだいぶ無茶をしてきました。

そのためか50代から疲れやすくなり、腸によい生活に改善。京丹後の長寿研究も健康管理の参考にしています。

おかげで、66歳になりましたが**疲れにくくなり、仕事のパフォーマンスがアップ。血圧も血糖値も正常で、大腸内視鏡検査では何の異常もなくポリープが1個もありませんでした。**

今年は家に帰る余裕がないほど海外や国内の出張が続いた時期もありましたが、乗り切って元気に過ごしています。

参考になればと、僕の1日の習慣をお伝えします。わが家の食卓の写真も撮りましたので、ぜひご覧ください。

起床後

夫婦一緒にラジオ体操をして筋肉を動かし、1日をスタート!

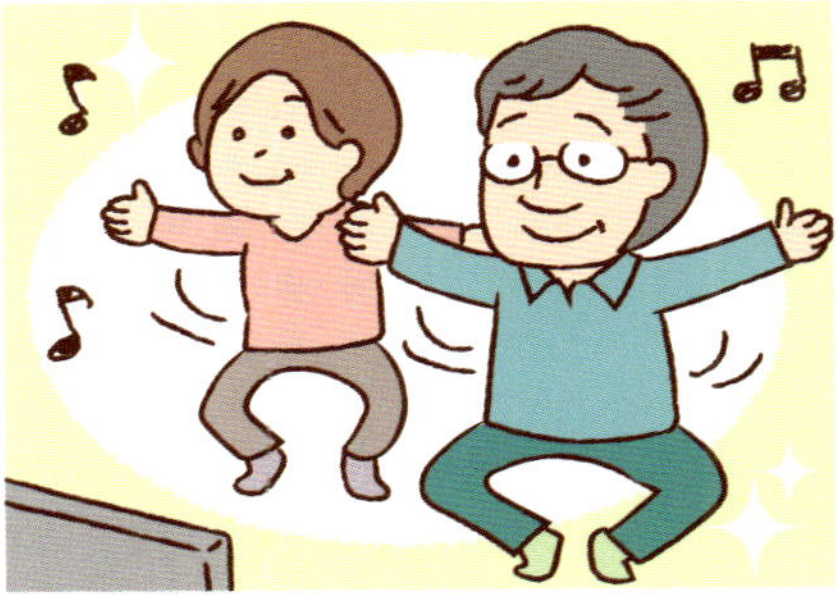

日常の運動は腸と筋肉を若々しくする習慣。NHK Eテレの番組『テレビ体操』を毎日録画し、起床後に見ながら夫婦でストレッチやラジオ体操を楽しんでいます。前半の5分の運動は毎回内容が違うので、ふだんの生活で動かさない筋肉を使えます。

朝食

食物繊維たっぷりの スペシャルスムージーで 腸を目覚めさせる

1日のはじまりの朝に食物繊維をしっかりとろうと考案したのが、スペシャルスムージー。この1杯を飲み、朝食を食べてから大学に出勤します。朝の食物繊維は快便、血糖値にもよい影響があり、おなかが空きにくいので間食はほとんどしません。

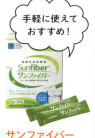

手軽に使えておすすめ！

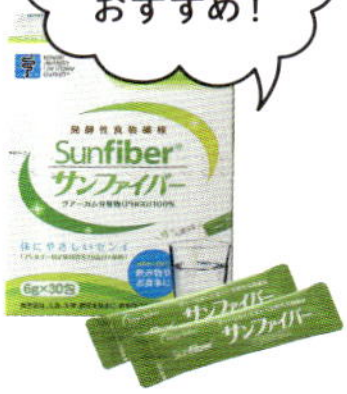

サンファイバースティック
6g×30包 2978円／タイヨーラボ

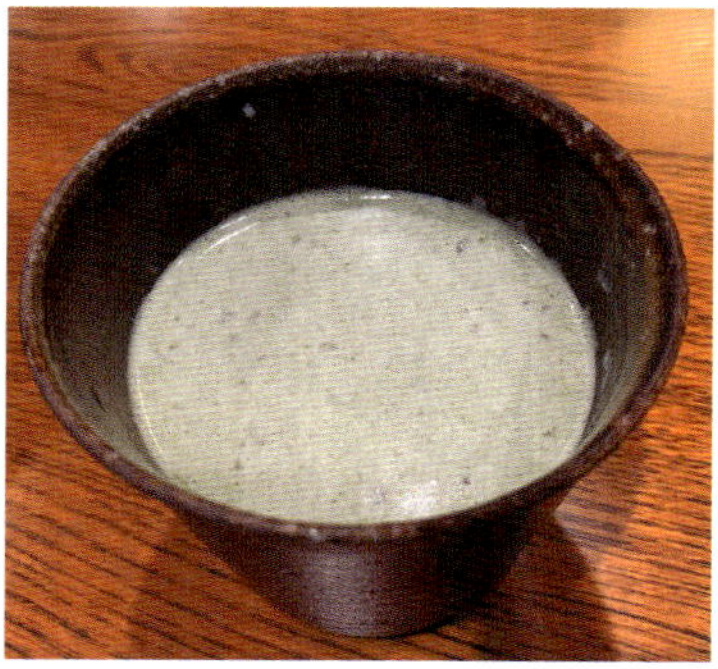

バナナは安価でおいしく、おなかの有用菌のエサになる食物繊維もとれる果物。バナナ、豆乳、はちみつ、緑茶青汁粉末、さらに高発酵性の水溶性食物繊維の粉末（サンファイバー）を混ぜて腸が目覚める1杯に。おいしいので、ぜひお試しください（レシピはP.97へ）。

ヨーグルトやバナナ、緑のキウイも内藤家の朝食の定番

ヨーグルトも毎朝食べています。この日は、切ったバナナ、ヨーグルトにオーツ麦、黒みつをかけました。食物繊維が1個（100ｇ当たり）で2.6ｇとれる緑のキウイもよく食べます。

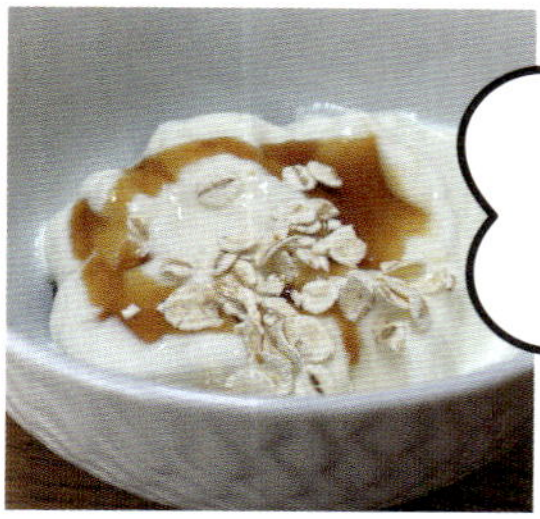

朝食で食物繊維をとることはセカンドミール効果で次の昼食での血糖値の上昇抑制に○

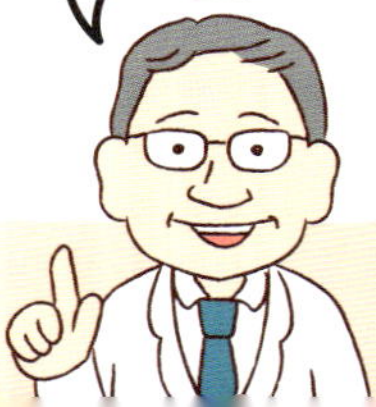

腸から体内時計を整える
全粒穀物の主食で朝センイ習慣

腸内細菌が炭水化物を利用し、代謝物をつくることで腸にある末梢の体内時計のスイッチがオン。朝食で主食の炭水化物をとることは体内時計のリズムの調整に。僕の朝食は、ごはん、パン、シリアルの日もあり、いろいろな全粒穀物を食べています。

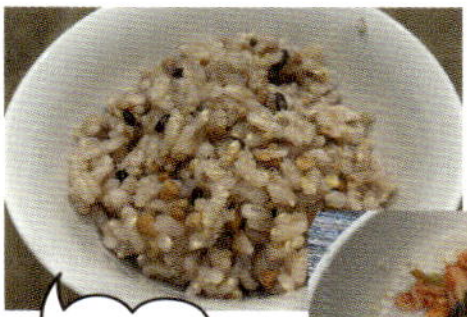

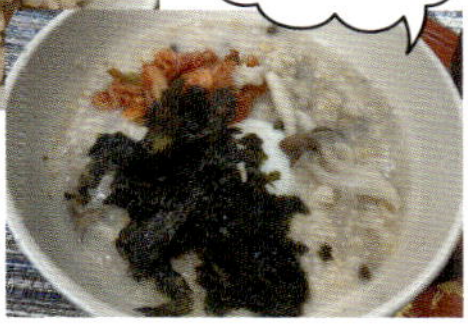

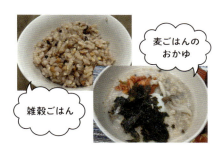

ごはんの日

わが家のごはんは、食物繊維がとれる玄米、麦、雑穀ごはんが基本で、白米を食べるのは週1回です。写真は、麦ごはんと卵、しめじのおかゆで、のり、キムチをトッピングしました。

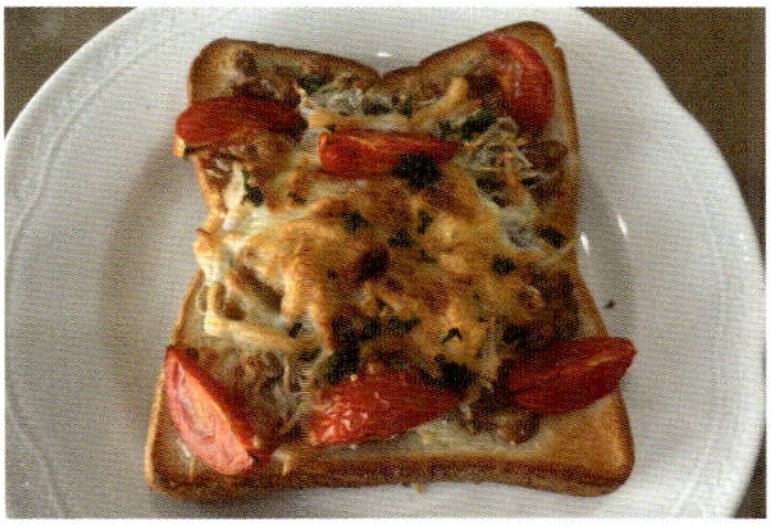

パンの日

精製された小麦の白い食パンではなく、食物繊維がとれる全粒粉食パンを選んでいます。納豆、トマト、しらす、チーズをのせた、ある日のトースト。食物繊維＆たんぱく源の納豆とパンの組み合わせもおすすめ。

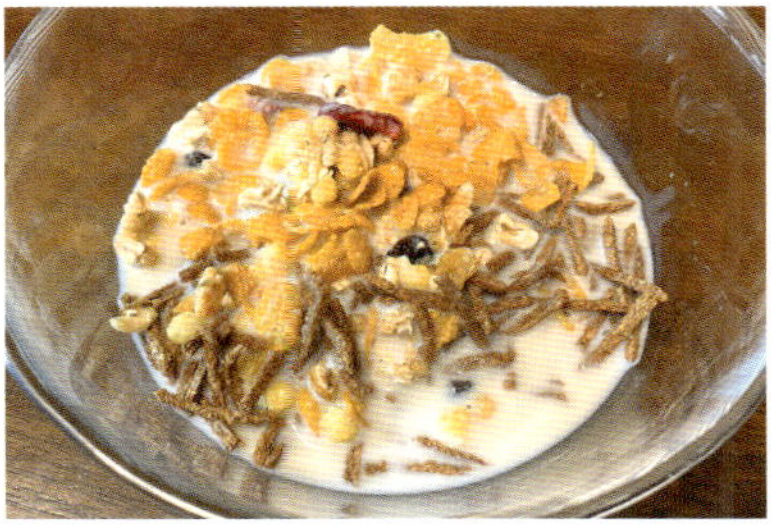

シリアルの日

小麦ブラン、オーツ麦、オートミールなどのシリアルは、調理の手間なく食物繊維をたくさんとれるひと皿。飽きないよう、いろいろな種類のシリアルを混ぜて楽しんでいます。かけるのは豆乳か牛乳です。

通勤

車ではなく電車で大学に通勤。たくさん歩いて活動量をアップ！

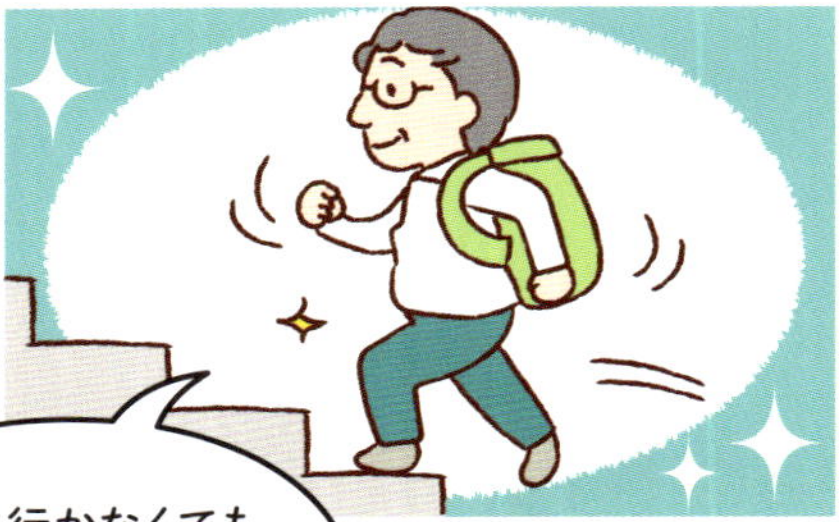

つらい筋トレは続けるのが大変ですよね。生活でコツコツ体を動かす合わせワザで活動量を増やせば、継続的なフレイル対策に。僕の場合、朝のラジオ体操に加え、電車で通勤して姿勢よく速足で歩いたり、できるだけ階段を使ったりしています。

ジムに行かなくても筋肉を動かすチャンスは日常生活にいっぱいあります！

昼食

大豆のバーか、おにぎりの軽食

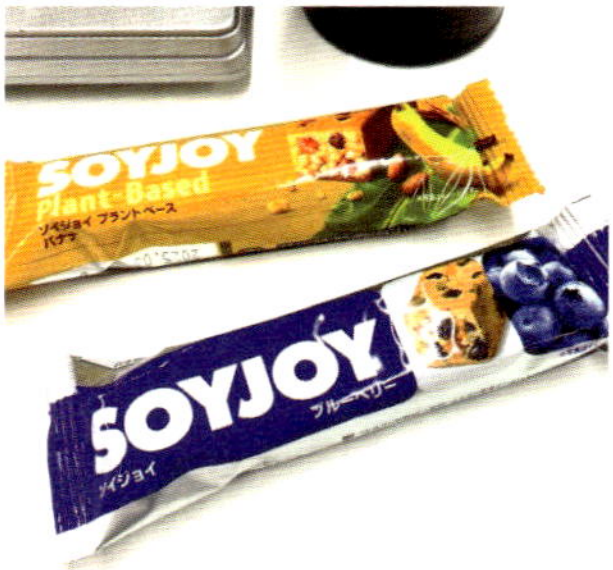

朝食をしっかり食べるので、昼食は軽めにして仕事に集中。大豆のバー（SOYJOY）かおにぎりをよく選びます。おにぎりの冷めたごはんには、食物繊維と似た働きをするレジスタントスターチが含まれます。

飲み物

甘い飲料は飲まず、水分補給は水が基本。ひと息つくときは、老化予防のポリフェノールがとれる無糖のコーヒー（クロロゲン酸など）、緑茶（カテキン、ケルセチンなど）を飲んでいます。

夕食

魚や大豆が中心で肉はたまに。海藻や野菜の食物繊維おかずも

主菜は刺身や焼き魚など魚料理が多く、肉はときどき少しだけ。最近は大豆ミートの麻婆豆腐、カレーを妻が作ってくれました。豆・大豆製品、海藻、根菜、いもなど多様な食品から食物繊維がとれる副菜もわが家の食卓に登場します。

大豆ミートの麻婆豆腐

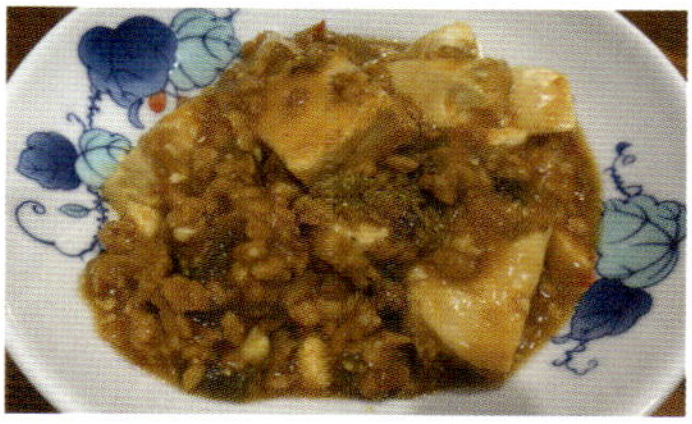

ひき肉の代わりにミンチタイプの大豆ミートを使った麻婆豆腐。肉なしとは思えないおいしさ！

焼きさばのしょうが入り缶詰

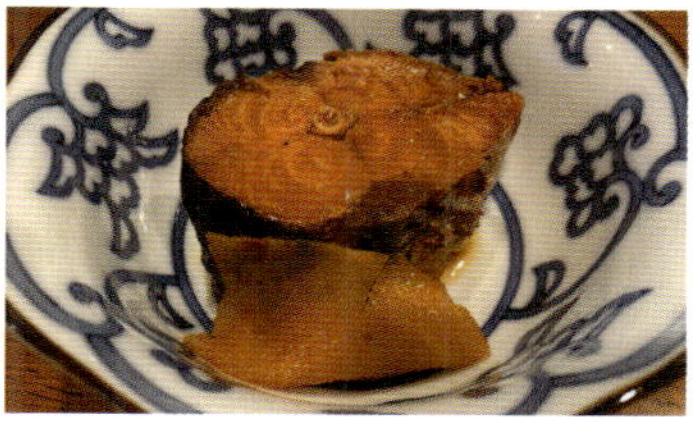

この日は、福井県の名物の「焼きさば」をしょうゆとしょうがで味つけした缶詰をおかずに。

長いも、わかめ、じゃこのあえもの

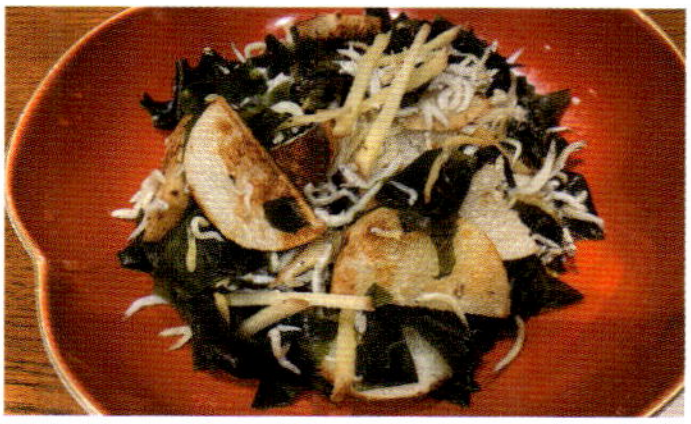

こんがり焼いた長いもに、海藻のわかめ、じゃこを合わせました。

枝豆とひじきの白あえ

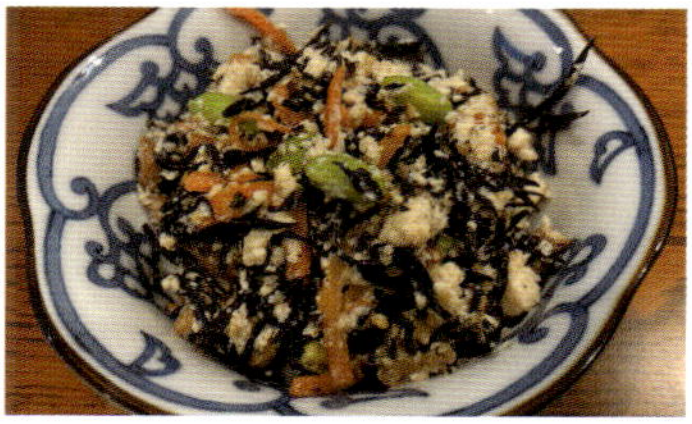

具だくさんな白あえは食物繊維＆植物性たんぱく質がとれるおかず。

調味料

「米油」はビタミンEが含まれ酸化しにくい優秀な油。わが家では炒め物や天ぷらなどの揚げ物にも米油を使っています。また、塩分にも気をつけていて、しょうゆより塩分の少ないポン酢しょうゆに。

出張中の食事

地域ごとの食文化を知ると健康の秘訣が見えてくる

学会や講演などで全国、海外に出張していますが、人との出会い、地域の名産、伝統的な食事を味わうのも楽しみ。昆布ロード、鯖街道、発酵食品、行事食…科学だけではなく食文化の中にも長生きの秘訣があっておもしろいです。

さばを使った丹後のばら寿司のお弁当

日本海に近い丹後地域は海の幸が豊か。焼きさばの身をほぐしておぼろにした郷土料理「丹後のばら寿司」はとてもおいしく、お弁当が京都駅で買えるので新幹線移動のときによく食べています。

新幹線

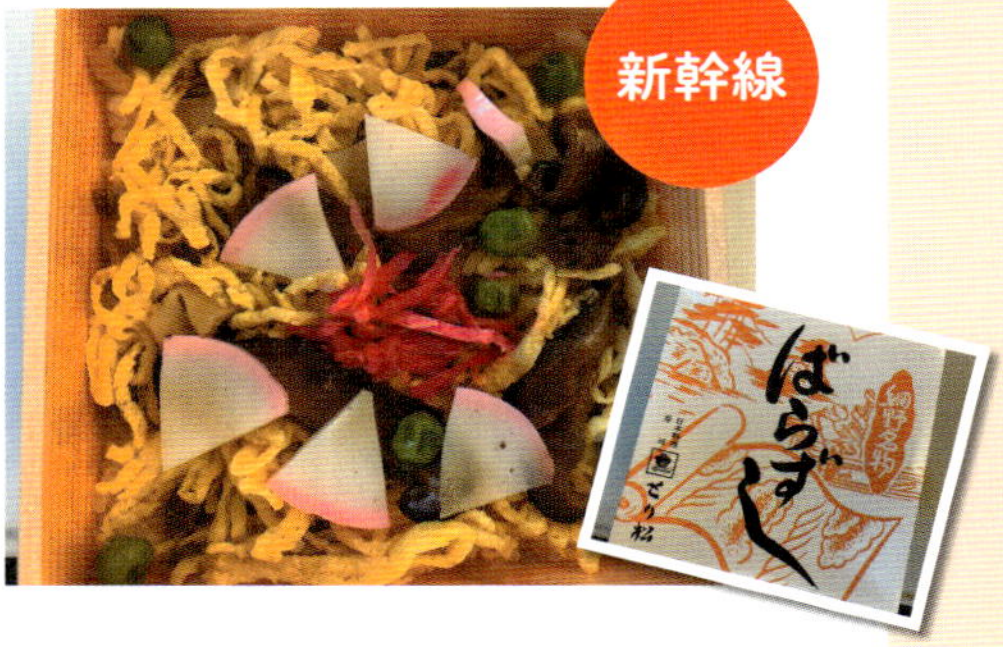

海外

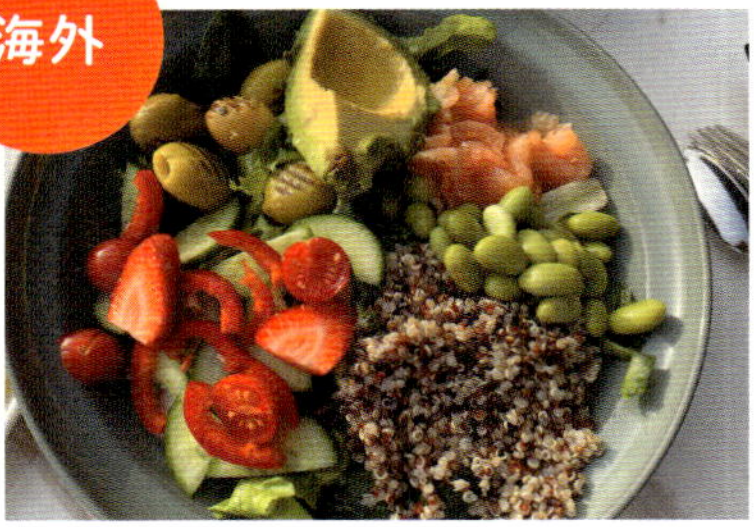

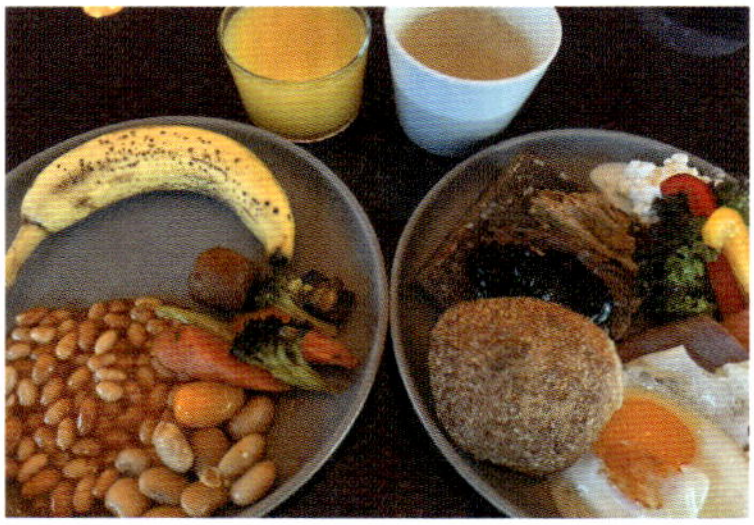

イスタンブールの朝食プレート

国際学会の講演でトルコのイスタンブールへ。左の写真は朝食で食べたレタス、トマト、きゅうり、枝豆、オリーブ、サーモン、全粒穀物のキヌアのプレート。味つけされておらず、テーブルに塩、こしょう、オリーブ油、ビネガーが置いてあり、好みで調味できるようになっていました。右の写真はストックホルムの朝食です。こちらも豆や野菜、全粒穀物がたっぷりとれるメニューでした。

睡眠

夜遅くまで仕事をせず 忙しいときほど睡眠を7時間確保

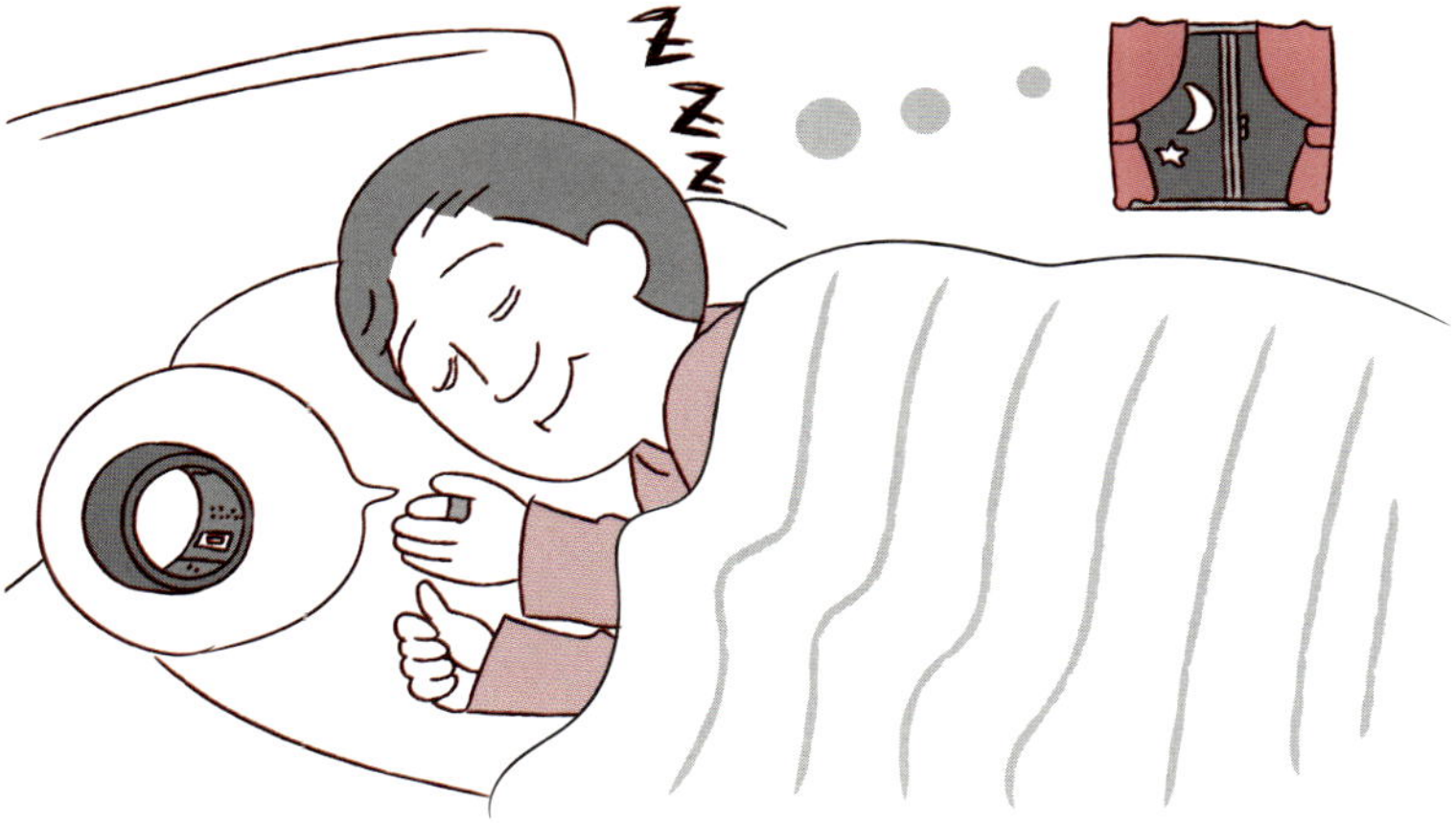

睡眠不足は腸内フローラ、体内時計を乱れさせ老化を進めます。40代までは夜中まで仕事をしていましたが、50代から遅くとも24時までに寝るルールに。翌日の予定によって起床時刻を決め、就寝の3時間前から食べない、お酒を飲まないようにしています。

良質な睡眠をとるために心がけていること

- 夕方以降はコーヒーを飲まない
- 寝る3時間前から食べない、お酒を飲まない
- 遅くとも24時までに寝る

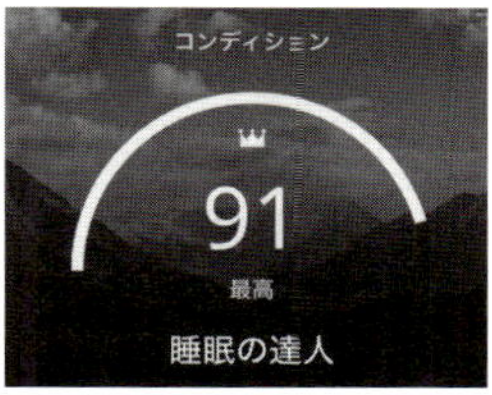

睡眠のデータをとり生活習慣を見直し！

2年前からリング（指輪）のウェアラブルデバイスをつけ、睡眠スコアを毎日チェックしています。そのデータをもとに生活習慣を見直し、睡眠スコア90点以上の日も！

腸から健康長寿をめざす食事、それがこの本の「腸寿食」です。

序章では、京丹後長寿コホート研究からわかってきた健康長寿の秘訣、そして、医師、腸内細菌の研究者である僕の生活習慣をお伝えしてきました。

歳をとってから食事を見直して効果があるだろうか?

そう思われるかもしれませんが、おなかの中にいる腸内細菌のエサは宿主であるあなたが口にする食べ物。**腸内フローラは食べたものによって日々、勢力争いをして少しずつ変化し、2週間ほどで変わってくる**ことがわかっています。

それを知ると、やる気が出てきませんか?

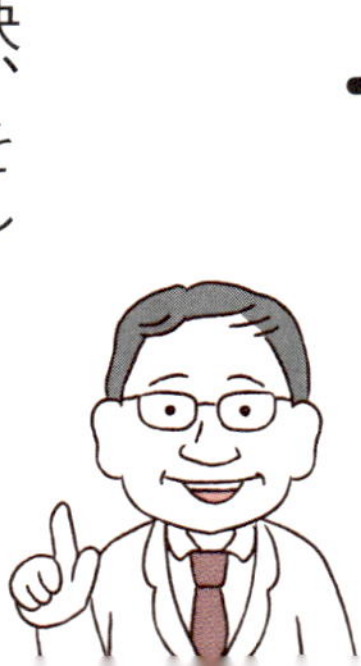

みなさんのおなかの中で**健康を支える仕事をしてくれている腸内細菌（酪酸菌など）が元気になり、健康長寿を目指せる食事を「腸寿食」**と名づけました。

難しいことはなく、**手軽に、おいしく、楽しくできる**コツばかりですので、ご自身の生活で継続しやすい方法を選んで、ぜひ実践してみてください。

あなたがもし、年齢を重ねて体の衰えや不調を感じはじめていても、最近、歩くのが遅くなり、握力が落ちてフレイルがはじまっていても、

あきらめず、できることが必ずあります。
健康長寿を目指すのは、何歳からでも遅くありません。

さぁ、ページをめくって健康長寿のために一歩を踏み出しましょう！

「腸寿食」の10の心得

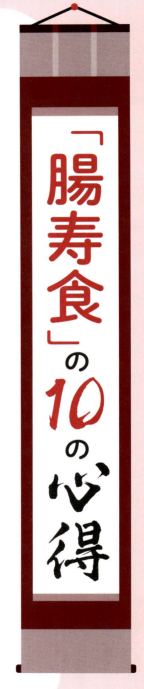

1
健康長寿を目指すのは、何歳からでも遅くない。

2
手軽に、おいしく、食を楽しんで継続。

3
豆、全粒穀物、根菜、いも、きのこ、海藻の食物繊維は長寿菌の大好物。

4
「大豆」は腸を整え、筋肉を落とさないフレイル対策の最強食材。

5
主食を1日1食でも「全粒穀物」にすることが腸から若返る一歩。

6

「赤肉（牛肉、豚肉など）は ちょっぴり、たまに楽しむ」で腸を老けさせない。

7

厚揚げ、豆腐、大豆ミートの主菜デーで、たんぱく源を動物性から植物性へ。

8

具だくさんみそ汁は健康長寿の１杯。

9

ヨーグルト、緑のキウイ、バナナが腸寿のおやつ。腸を荒らす甘い飲料やお菓子の砂糖、人工甘味料は減らす。

10

だし、酢などでおいしく減塩すれば、腸内環境も血圧も改善。

第2章

第3章

“胃腸の働きの虚弱化”に気づいて入り口から老化・病気を防ぐ！「ガットフレイル」対策で体も心も健やかなシニア人生に！

※本書に掲載している商品の価格はすべて税込表記です。

第1章

あふれる健康情報に惑わされない！
Dr.内藤のエビデンスにもとづく

\健康長寿/
○×クイズ

エビデンスといっても小難しい話はせず、楽しく「健康長寿」の
知識を身につけられる○×クイズを出題していきます。
さぁ、あなたは何問正解できるでしょうか？

**健康のためにやっていることが、
じつはあまり効果がない方法ということも!?**

お伝えすることは、医師、腸内細菌の研究者としての臨床経験や
日本、海外の膨大な論文を読んだうえでまとめた情報です。
ご夫婦やお友だちとも、ぜひチャレンジしてみてください！

Q1

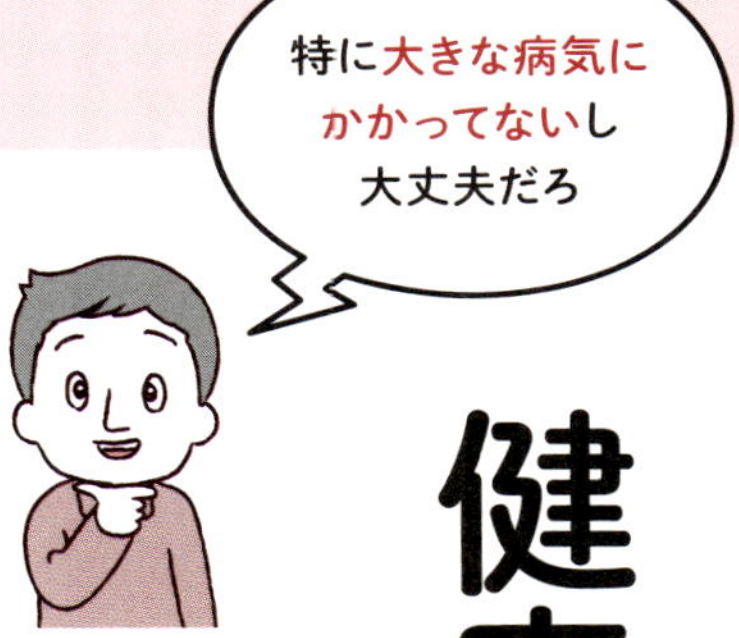
特に大きな病気に
かかってないし
大丈夫だろ

日本人の平均寿命は世界1位※だから健康で長生きできる

○か×か？

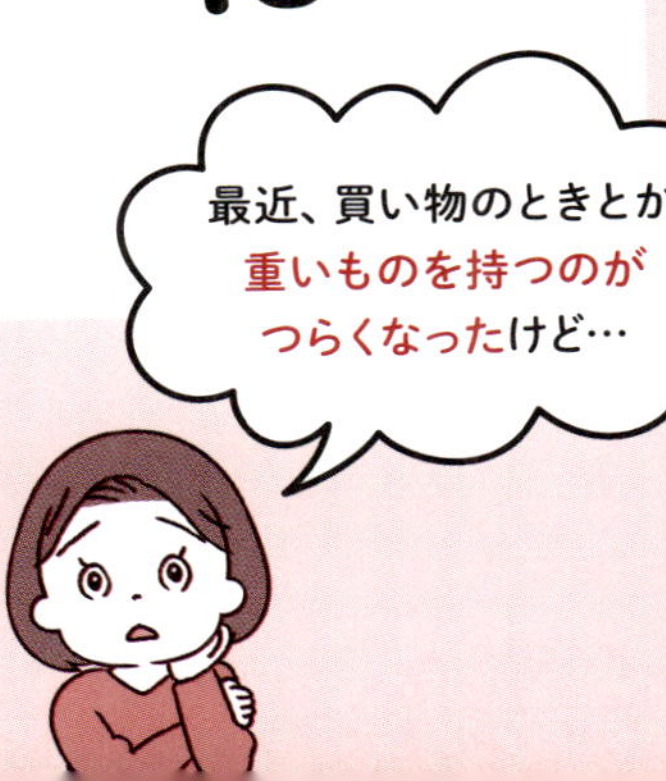
最近、買い物のときとか
重いものを持つのが
つらくなったけど…

答えは次のページへ

※WHO世界保健統計2023年版より

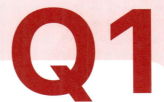

Q1 答えは……

日本人の「平均寿命」と「健康寿命」には大きな差がある！

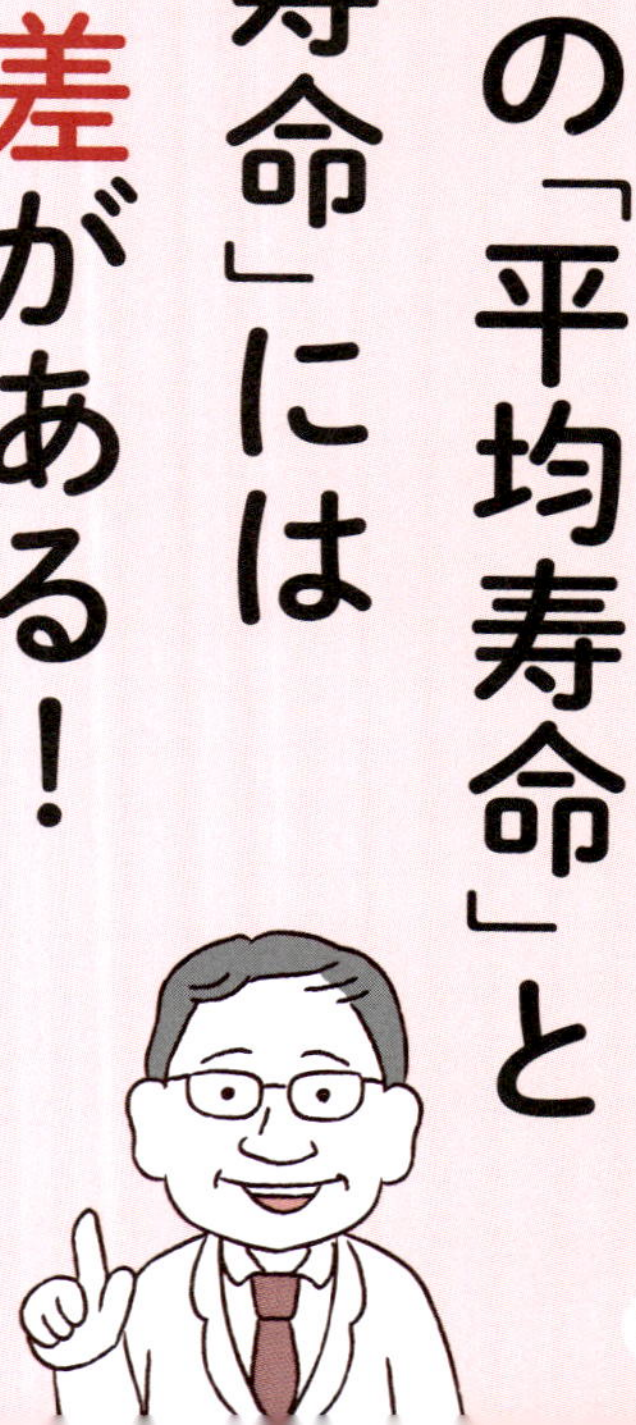

男性は約9年、女性は約12年も差が！

人生の最期の数年間、介護が必要になり不自由な生活になる人も多いのです。健康寿命を延ばすには脳、筋肉、臓器…全身の若々しさの要である腸からフレイル対策を！

［平均寿命と健康寿命の差（2019年）］

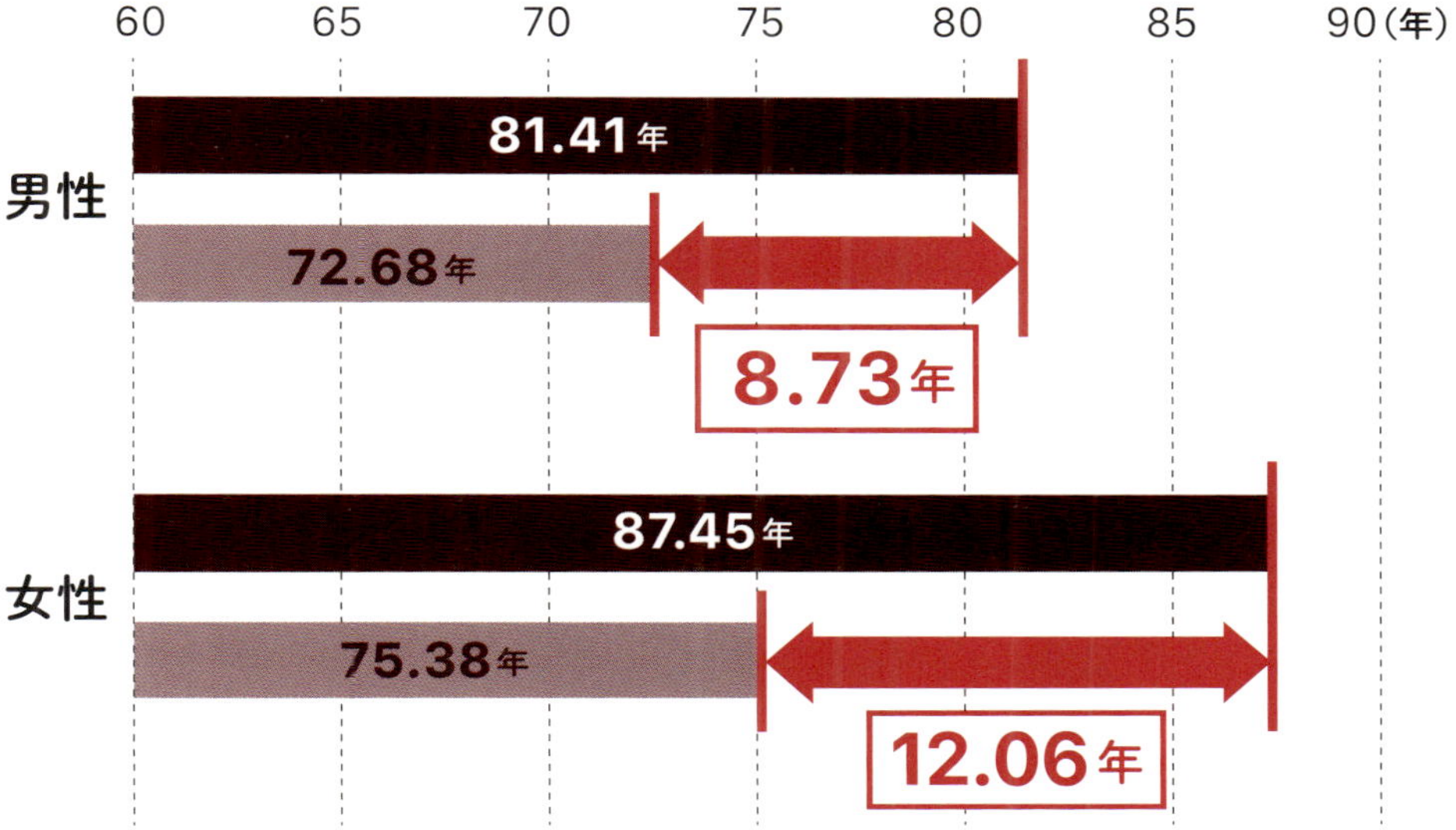

平均寿命

健康寿命
（日常生活に制限のない期間の平均）

平均寿命と健康寿命の差
（日常生活に制限のある「不健康な期間」）

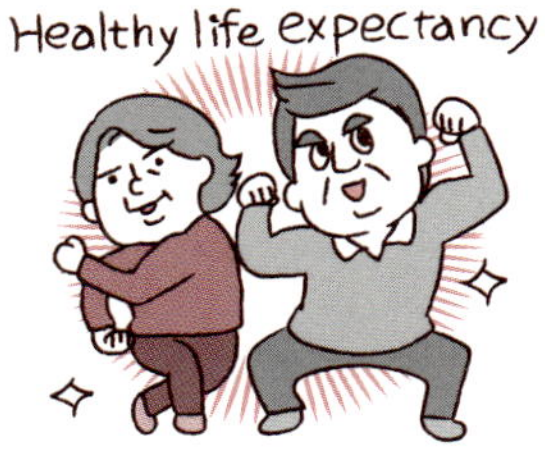

出典／e-ヘルスネット（厚生労働省）
平均寿命と健康寿命
※上図は2019年のデータで、2023年の日本人の平均寿命は男性81.09歳、女性87.14歳です。

この差を縮めて若々しくいるには早めのフレイル対策を！

「フレイル」とは、加齢によって心身が虚弱化し、社会的なつながりも弱くなった状態。健康な状態から要介護状態の中間の段階です。

じつは日本人の死因は、がん、心疾患に次いで「老衰」が第3位。要介護状態の手前に「フレイル」があり、寝たきりのリスクを上げるという報告もあります。

フレイルのサインに早めに気づいて生活を改善することで、健康な状態へ戻すことが可能です。全身の臓器と密接な関係がある腸内フローラを整えることは、全身のフレイル対策になりますので、健康寿命を延ばすことにつながります。

フレイルの5つのサインをチェック！

□体重が半年で2～3kgほど減った
□ペットボトルやビンのふたが開けにくい（握力の低下）
□疲労感がある（理由もなく疲れた感じがする）
□青信号のうちに横断歩道を渡りきれない（歩行速度の低下）
□家では座ってテレビを見ていることが多い

チェック項目に1～2つ当てはまれば「プレフレイル」、3つ以上当てはまれば、「フレイル」の可能性があります。

歩行速度が遅くなった、握力が弱くなったのは、筋肉量や筋力が低下してフレイルに進んでいる重要なサイン。

フレイル対策は、日常の運動習慣とともに、じつは腸を整えることが加齢による筋肉の萎縮を抑えることにつながります。

Q2

動物性たんぱく質の肉を食べていればフレイルで筋肉が落ちてしまうのを防げる

○か×か？

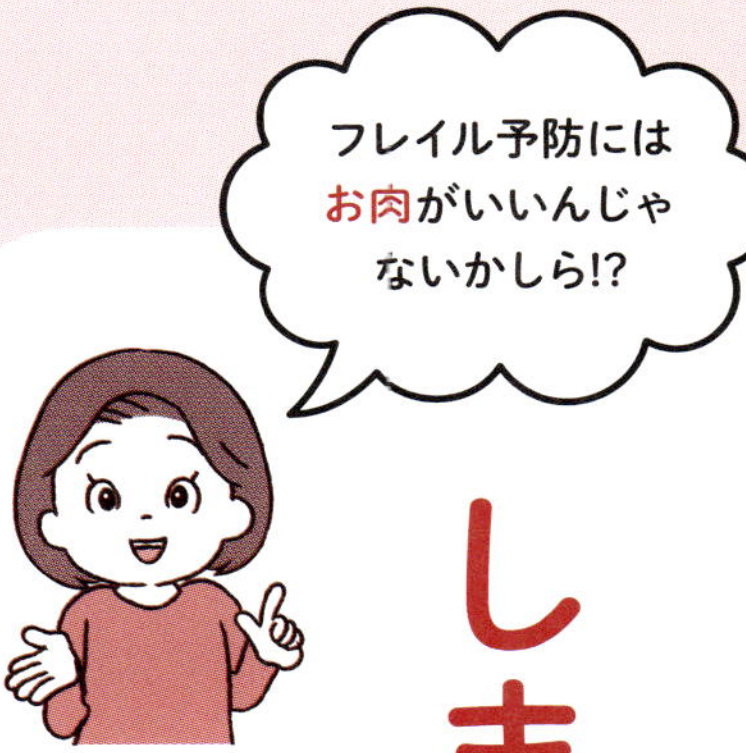
フレイル予防には
お肉がいいんじゃ
ないかしら!?

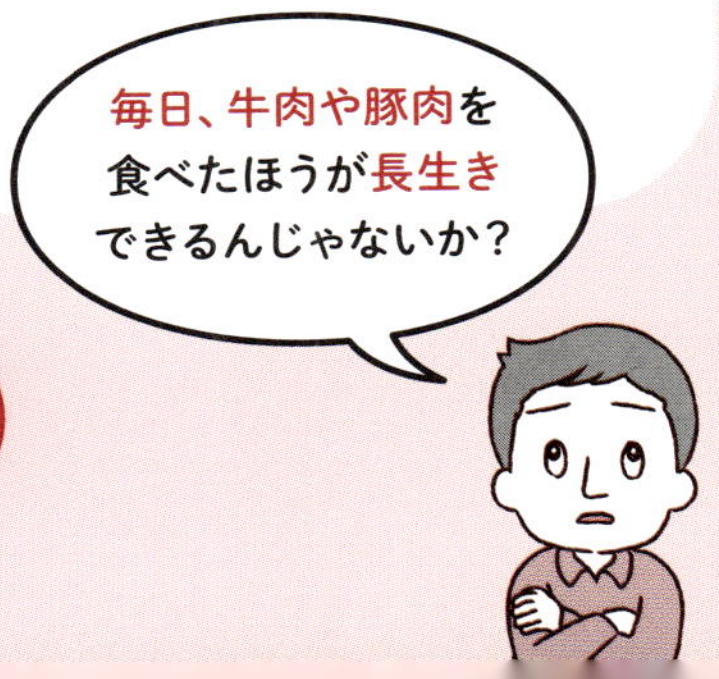
毎日、牛肉や豚肉を
食べたほうが長生き
できるんじゃないか？

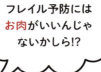

答えは次のページへ

Q2 答えは……

「フレイル予防に肉がいい」は間違い！

京丹後長寿研究から、フレイルではない元気な高齢者は

肉をあまり食べず、魚介類をよく食べ、

特に、**豆・大豆製品**から**植物性たんぱく質、**

食物繊維を多くとっていることが明らかになりました。

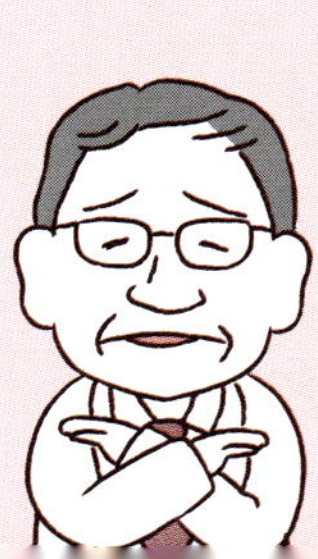

［フレイル予防に役立つ食品（京丹後長寿コホート研究の解析より）］

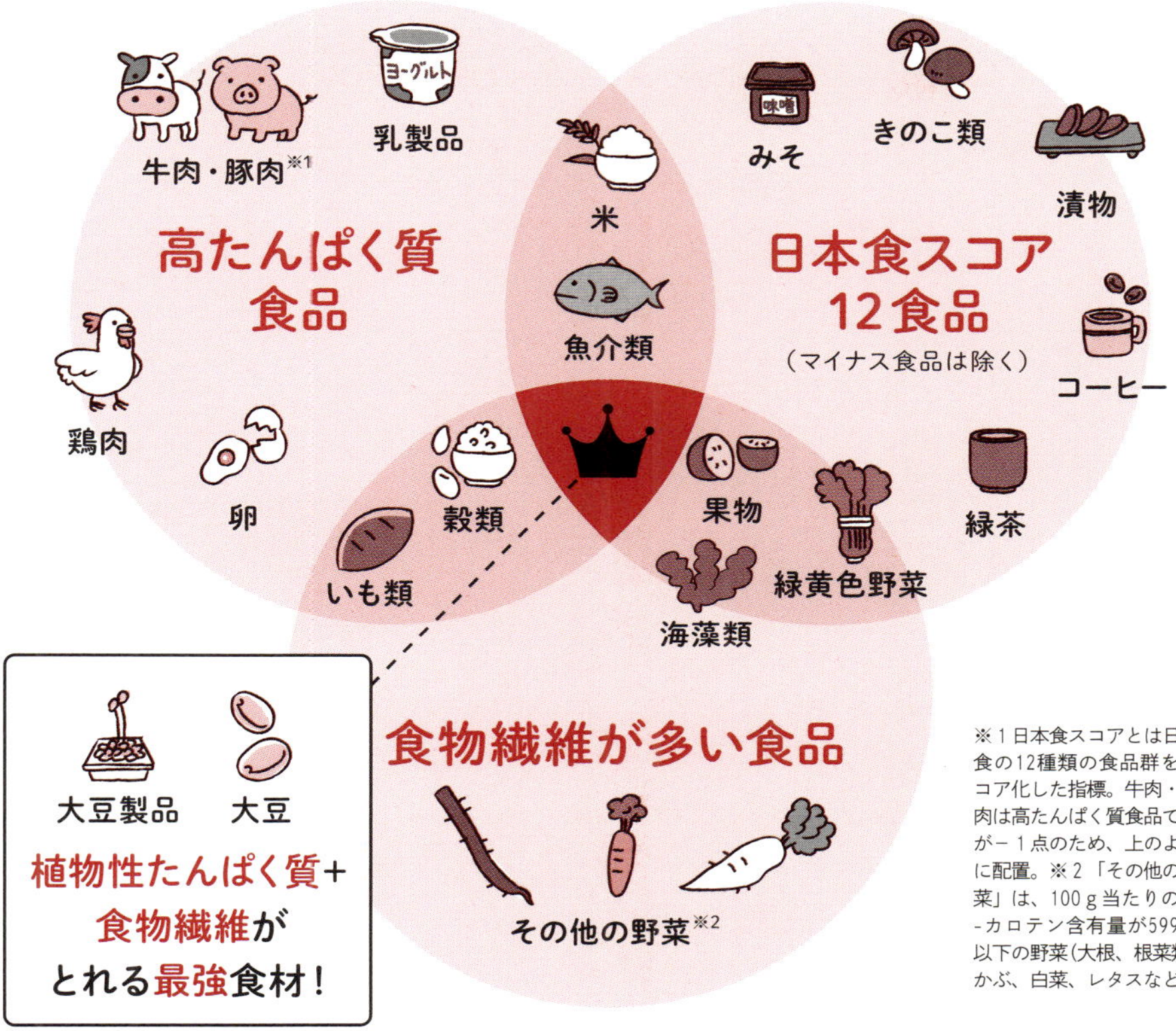

※1日本食スコアとは日本食の12種類の食品群をスコア化した指標。牛肉・豚肉は高たんぱく質食品ですが－1点のため、上のように配置。※2「その他の野菜」は、100ｇ当たりのβ-カロテン含有量が599μg以下の野菜（大根、根菜類、かぶ、白菜、レタスなど）

食物繊維が腸から筋肉づくりを助ける

丹後地域の65歳以上・786人を対象に解析すると、フレイルの人は15・1％と少なく、フレイルではない元気な人たちは、大豆・大豆製品、いも類、根菜類、きのこ類を多くとっていました。

この解析から、フレイルを抑制する可能性のある「高たんぱく質食品」「食物繊維が多い食品」「日本食スコア12食品」をまとめたのが上の図です。

重なり合う部分の食品はフレイル予防に役立つ栄養素を効率よくとれる食品で、中央は「大豆・大豆製品」。**大豆は植物性たんぱく質と食物繊維が豊富な腸にも筋肉づくりにもよい最強食材**といえそうです。僕も大豆を食べています。

Q2

加齢による筋肉量の低下を止めるカギは腸にあり！

小腸は筋肉の材料の入り口。腸内環境をよくすれば、たんぱく質をアミノ酸に分解・吸収しやすくなります。さらに、シニア世代に知っていただきたいのは、若者であれば筋肉がつくられる反応が活発なのに、加齢で筋肉をつくる反応が弱くなっていくこと（タンパク質同化抵抗性）。この原因を解明して止めない限り、筋肉の材料（たんぱく質）をとっているだけでは筋肉量はなかなか増えません。

腸の慢性炎症は全身の慢性炎症のスタート。**加齢で筋肉をつくる反応が弱くなるのは「慢性炎症」のせい**ではないかと僕は考えています。僕らの研究チームが行ったマウスの基礎研究では、**アミノ酸の摂取量は同じでも、水溶性食物繊維を加えることで筋肉量が回復し、小腸の炎症細胞が有意に減少**することを確認しました。なんと、食物繊維は筋肉づくりにも影響するのです。

加齢とともに 筋肉をつくる反応が弱まる

（タンパク質同化抵抗性）

つまり！　その原因を　リセットしないと…

いくら筋肉の材料のたんぱく質をとっても加齢による筋肉量の減少を抑えられないのです。

そこで、僕らの研究チームはこんな基礎研究をしました。

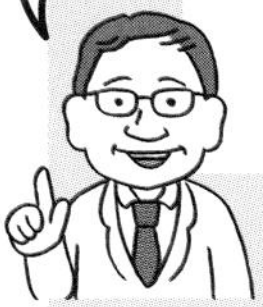

研究内容

Db/Dbマウス（太っていく過程で筋肉がやせていくマウス）に「通常食」「食物繊維除去食」「5％の水溶性食物繊維混入食」（摂取カロリー、アミノ酸の量は同じ）を8週間与え、筋肉量や握力などを調べました。

結果！

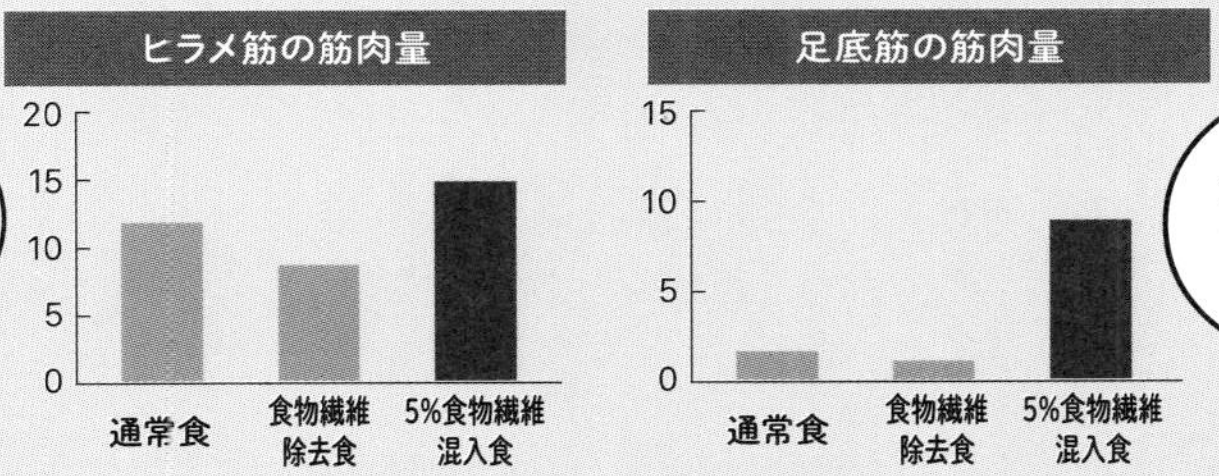
ヒラメ筋の筋肉量
20
15
10
5
0
通常食
食物繊維除去食
5%食物繊維混入食
足底筋の筋肉量
15
10
5
0
通常食
食物繊維除去食
5%食物繊維混入食

さらには小腸の炎症細胞が有意に減少！

水溶性食物繊維を与えたマウスの筋肉量が有意に改善！

驚いたのは、アミノ酸の摂取量は同じなのに食物繊維をとっていないマウスは筋肉（ヒラメ筋、足底筋）が萎縮したこと。食物繊維をとったマウスは、明らかに筋肉の量が回復していました。そして、マウスの握力をはかると、食物繊維が不足するとどんどん握力が低下し、食物繊維をとったマウスは握力が回復。さらに、食物繊維を与えたマウスは、小腸の粘膜の炎症細胞が有意に減少していました。食物繊維の摂取で小腸でのバリア機能が維持されたことで全身の炎症が抑制されたと考えられます。

参考文献／Okamura T, et al. Nutrients 2022;14:1157.

Q2

世界の研究でも健康長寿のたんぱく源は動物性から植物性へ

赤肉（牛肉、豚肉など）の飽和脂肪酸や動物性たんぱく質は、腸内の悪用菌のエサになって数が増え、腸を老化させて体全体の老化を加速。**悪用菌の代謝物が吸収されて血液や神経を介し、筋肉、肌、脳、骨、心臓、腎臓などに悪影響を及ぼす**ことが明らかになってきています。

「フレイル予防には肉」という発想は間違っているかもしれないのです。

2024年、アメリカのコホート研究※で**中年期の植物性たんぱく質の摂取が多いほど健康寿命が延びる**ことが報告され、たんぱく質を大豆、魚、鶏肉から摂取すると老化を遅らせることができることもわかってきました。

筋肉量、筋力の低下を防ぐには、一日中、テレビを見て座りっぱなし、ゴロゴロしているのではなく、日常の中で動いて筋肉を使うことも大切です。

※A.V.Ardisson Korat, et al. Am J Clin Nutr. 2024;119:271-282.

Q3

日本人は男女ともに大腸がんで亡くなる人が増えている

○か×か？

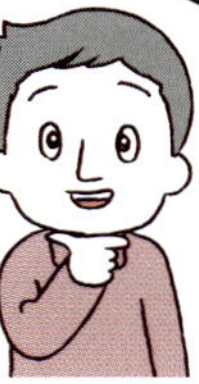
男性も大腸がんに気をつけたほうがよさそうだな

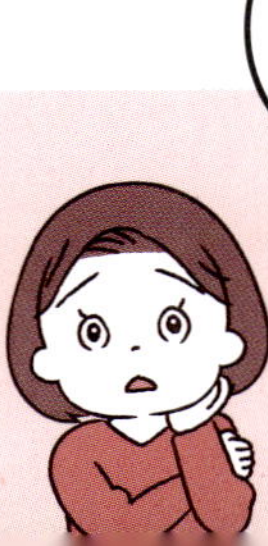
女性は大腸がんが多いって聞いたことがあるわ

答えは次のページへ

Q3 答えは……

〇

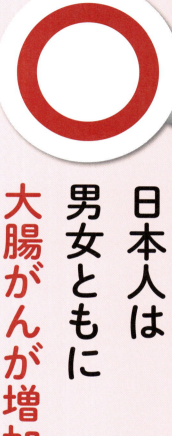

日本人は男女ともに大腸がんが増加！

がんによる死亡者数の順位では、大腸がんは**女性1位**、**男性2位**※。

男性も油断できません。大腸がん検診を定期的に受けるとともに、大腸がんのリスクを下げる食物繊維の多い食品を食べましょう！

※参考データ：国立がん研究センター がん対策情報センター 大腸がんの死亡数（全国）、罹患数（全国）年次推移（男女計、全年齢）より、人口動態統計 がん死亡データ　がん死亡数の順位（2022年）より

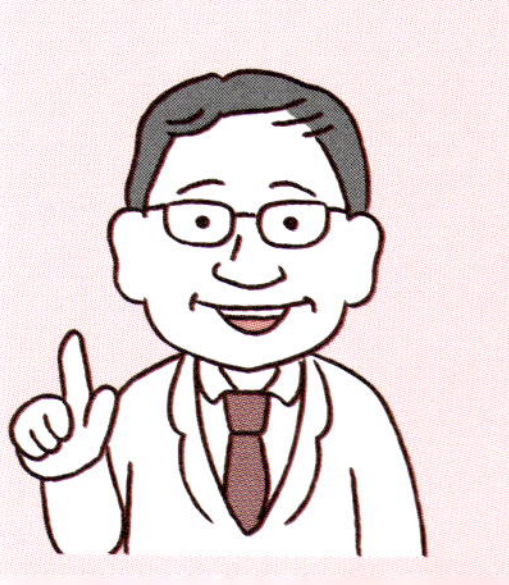

［食事改善のポイント］

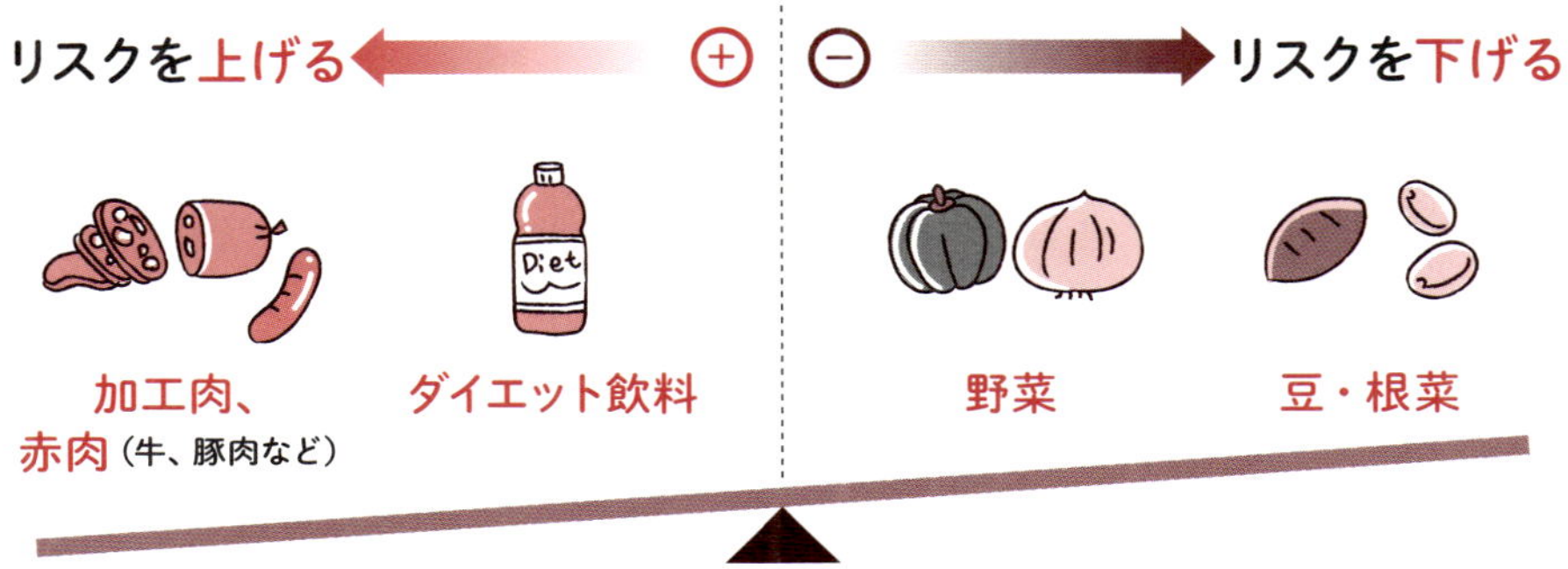

- 加工肉（ソーセージ、ベーコンなど）はできるだけ避け、赤肉（牛肉、豚肉）は1食100 gまでに
- たんぱく源は魚介類、鶏肉、卵、植物性たんぱく質の豆・大豆製品を選ぶ
- 豆・大豆製品、全粒穀物、野菜（根菜、いも類など）から食物繊維をとる
- 水分補給は水、お茶（緑茶など）、コーヒーを中心に、砂糖の入った飲料は避ける

大腸がんの予防には食物繊維が豊富な食材を！

加工肉や赤肉(牛肉、豚肉)、ダイエット飲料の成分をもとに腸内の悪用菌（硫酸還元菌）が硫化水素を生成。腸内の硫化水素の濃度が上がることが、大腸がんの発生に関わると考えられています。

日本人の腸には硫酸還元菌が少ないのですが、この数十年での食生活の変化（動物性脂肪の摂取量の増加など）によって硫酸還元菌が増え、大腸がんの増加に関わっている可能性があります。

一切、食べないということではなく、肉が好きな人ほど、大腸がんのリスクを下げる野菜や豆などの食物繊維を意識的にとったほうがよさそうです。

Q3

牛・豚肉は少なめにして魚や鶏肉、卵、植物性の大豆食品を

2007年、世界がん研究基金（WCRF）と米国がん研究協会（AICR）による評価報告書で、**加工肉（ソーセージ、ベーコンなど）や赤肉の摂取は大腸がんのリスクを上げることが「確実」**と判定されており、「赤肉は調理後の重量で週500g以内、加工肉はできるだけ控えるように」と勧告しています。

また、国際がん研究機関（IARC）は、加工肉は「ヒトに対して発がん性がある」、赤肉を「ヒトに対しておそらく発がん性がある」と判定しています。

僕は食事で加工肉は避け、出張先で泊まったホテルの朝食ビュッフェでも、ソーセージやベーコンはとらず、魚や卵、豆・大豆製品を選んでいます。とはいえ**肉を完全に食べないわけではなく、白肉の鶏肉のおかずを選び、赤肉の**牛肉、豚**肉はときどき少量を食べる**ことも。ゼロにしないことが無理しないコツです。

Q4

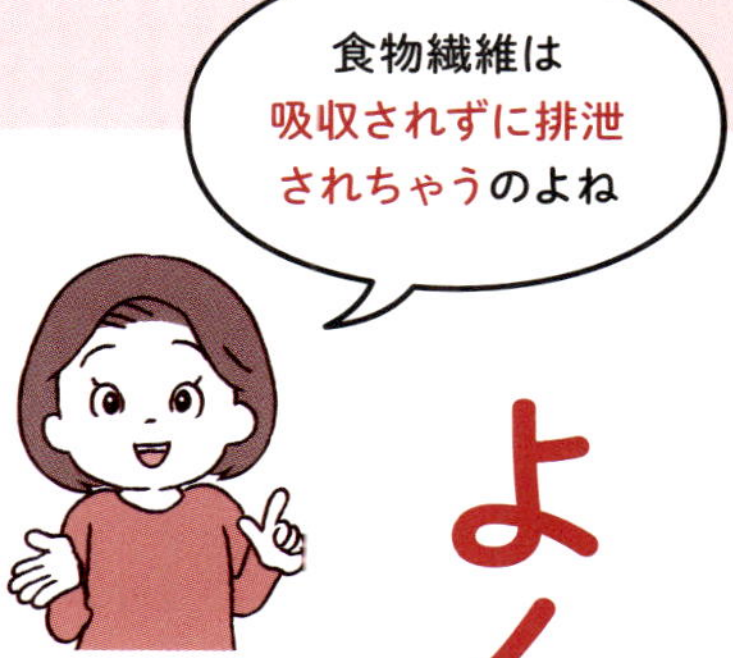
食物繊維は
吸収されずに排泄
されちゃうのよね

食物繊維をとるメリットは便通をよくすることだけだ

○か×か？

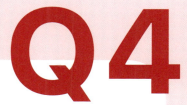

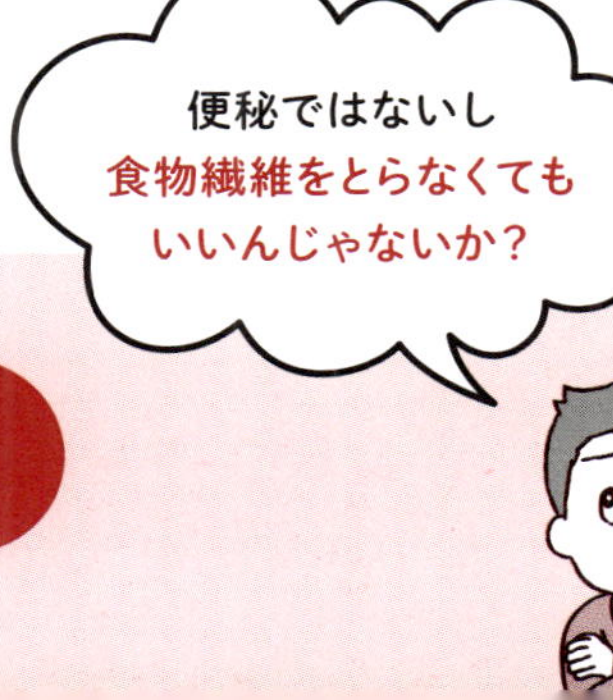
便秘ではないし
食物繊維をとらなくても
いいんじゃないか？

答えは次のページへ

Q4 答えは……

食物繊維のメリットは便通をよくするだけではありません。

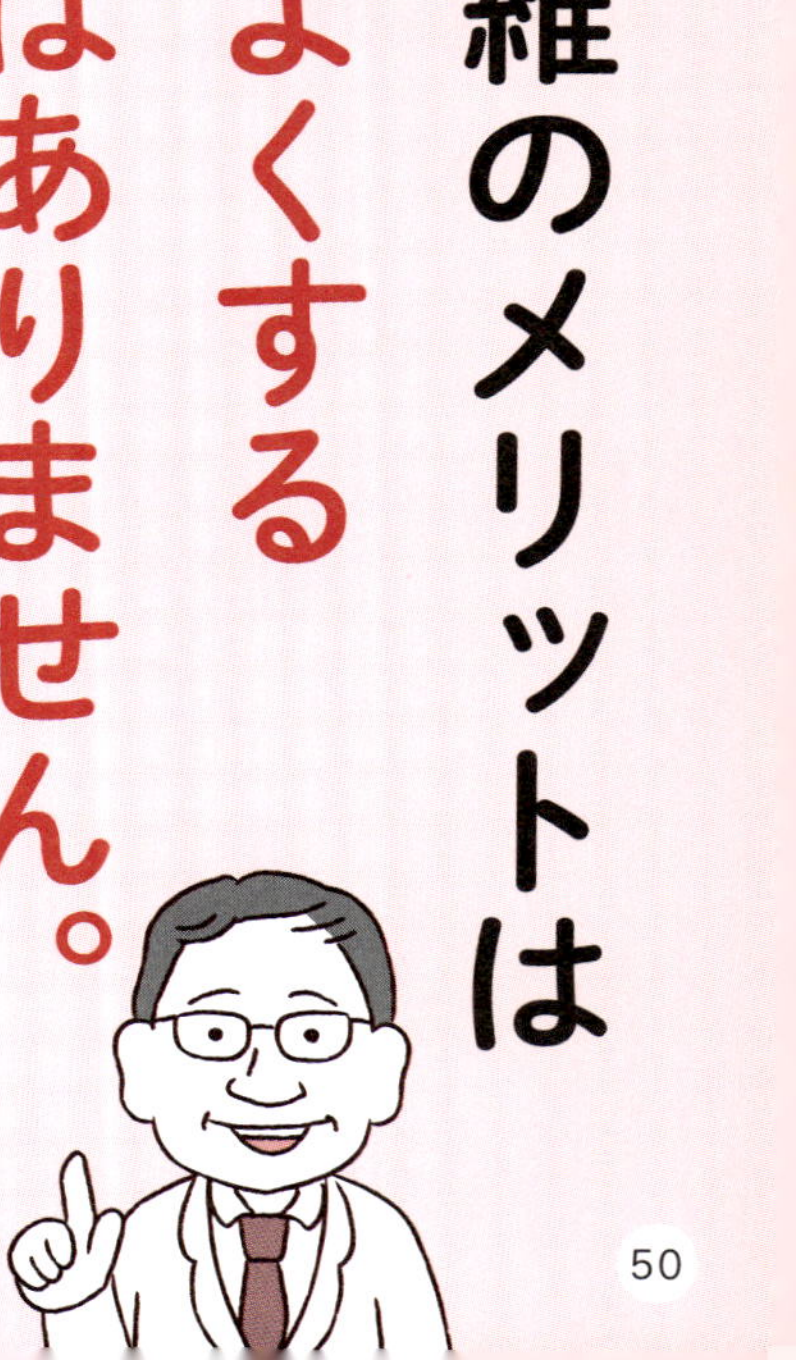

世界中の研究データを集めると食物繊維をとる量が多いほど
全死亡率、心疾患、糖尿病、大腸がんのリスクが低下することが明らかになっています。

しかし、日本人は食物繊維が圧倒的に不足しているのです。

食物繊維の摂取量と総死亡リスク
（日本と世界の現状）

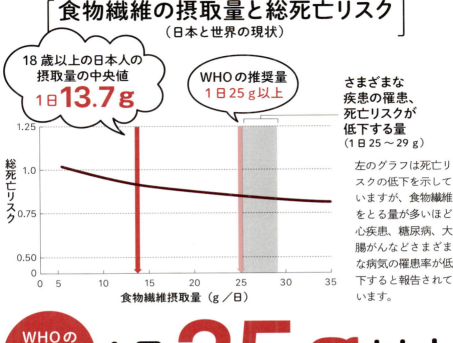

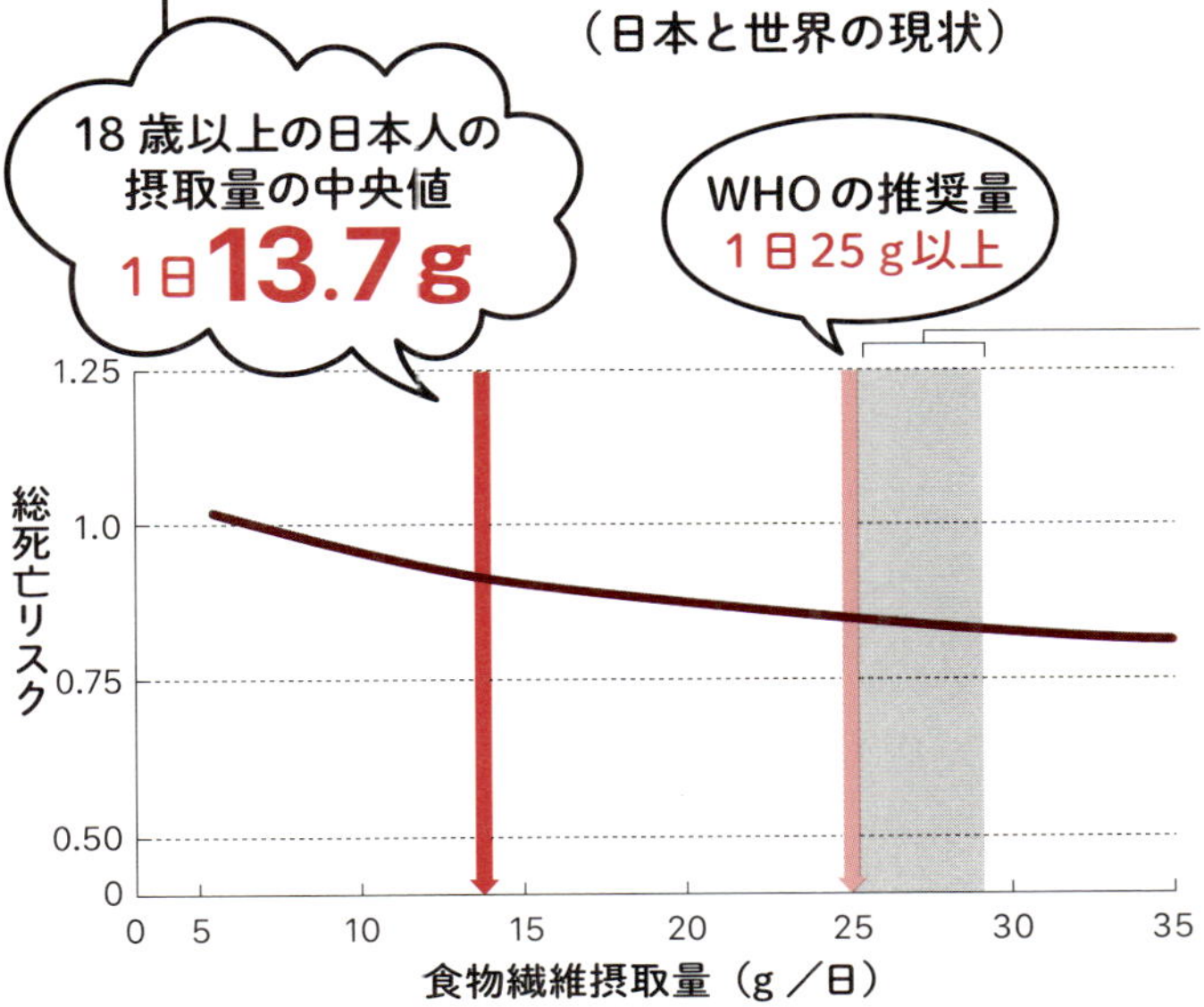

左のグラフは死亡リスクの低下を示していますが、食物繊維をとる量が多いほど心疾患、糖尿病、大腸がんなどさまざまな病気の罹患率が低下すると報告されています。

WHOの食物繊維の推奨量　1日25g以上（10歳以上）

※グラフは参考文献をもとに作成。18歳以上の日本人の食物繊維の摂取量の中央値は、平成30年・令和元年国民健康・栄養調査より。
参考文献／Reynolds A, et al: Lancet. 2019 Feb 2;393(10170):434-445.

食物繊維の摂取でさまざまな病気の予防、死亡リスクが低くなる！

『日本人の食事摂取基準』（厚生労働省）の食物繊維の目標量はこれより低く設定されていますが、日本人の食事実態で食物繊維1日25g以上の献立は難しいと考えられているからのようです。

でも、あきらめて年齢を重ねるのはもったいないですよね。欧米では全粒穀物のシリアル、パンをとる習慣もあって食物繊維の摂取量が多いようです。主食を全粒穀物にする、サラダに蒸し大豆をプラス、根菜などの具だくさんみそ汁など、食物繊維1日25g以上を目指すための食品選び、献立例をこの本で紹介します。

Q4

食物繊維が腸管のバリア機能を維持して慢性炎症を入り口で防ぐ

腸は、食べ物を吸収するだけではなく、異物が侵入しないよう入り口で防御する役割もある臓器です。皮膚は重層扁平上皮の強いバリアで異物がなかなか侵入できないのですが、腸管は上皮細胞がひとつずつ並んでいるだけ。それだけでは、すぐに傷がついて病原菌が侵入したり、血液や酸素が漏れ出たりしてしまうので、粘液を分泌して腸管に分厚いバリアをつくっています。

腸内細菌のエサの食物繊維の不足がなぜ問題かというと、**おなかを空かせた腸内細菌が食物繊維に似ている腸管の粘液（ムチン）を食べてしまうから。**その部分の粘液層が薄くなって、慢性炎症がはじまります。腸管のバリア機能の維持のために食物繊維が必要なのです。**酪酸菌は食物繊維をエサにして「酪酸」をつくり、腸の上皮細胞に刺激を与えて粘液を分泌し、バリア機能を維持**します。

食物繊維は腸内細菌のエサ

食物繊維が不足すると…

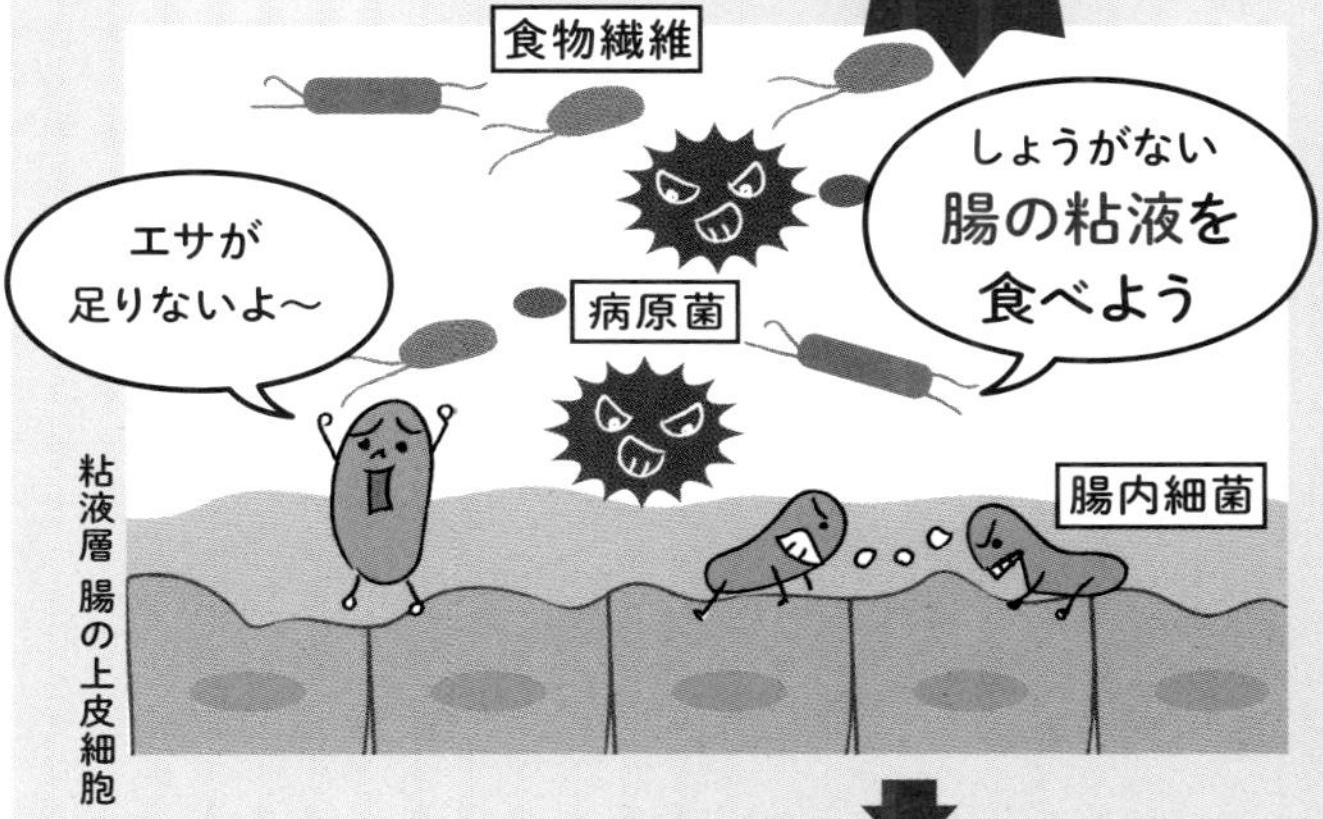
食物繊維
エサが足りないよ～
しょうがない 腸の粘液を食べよう
病原菌
腸内細菌
粘液層
腸の上皮細胞

腸管のバリア機能が低下！

- ☑ 病原菌が侵入しやすくなる
- ☑ 酸素が漏れ出る

悪用菌が増える！

食物繊維が豊富だと…

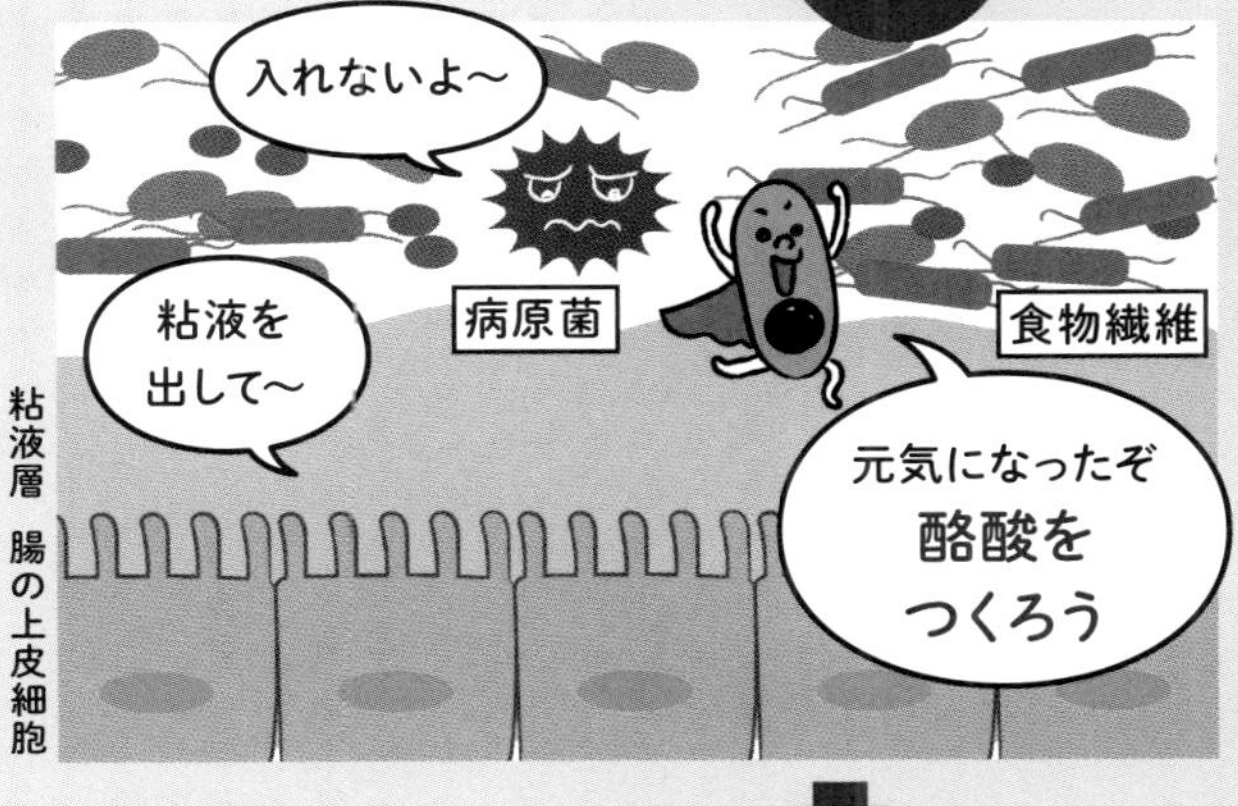
入れないよ～
粘液を出して～
病原菌
食物繊維
元気になったぞ 酪酸をつくろう
粘液層
腸の上皮細胞

腸管のバリア機能維持

- ☑ 病原菌の侵入をブロック！
- ☑ 無酸素環境が保たれる

有用菌がすみやすい環境に！

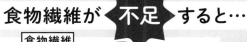

Q4

いつ何を食べるかによって腸内フローラは毎日変化する

腸にはおよそ1000種類、100兆個もの腸内細菌がすみ、重さは1・5kgほど。まるでひとつの臓器のようです。腸内細菌は多様な代謝物をつくって腸の働きを維持し、吸収されると血液や神経を通じて全身に運ばれ健康を支えています。

腸内フローラは変わらないのではと思われるかもしれませんが、食事の影響が大きく、**いつ何を食べるのかによって1日単位で腸内細菌の勢力争いが起こっています**。高脂肪食、砂糖をたくさん食べ続ければ、それをエサにして体に悪さをする悪用菌の数が増え、食物繊維をしっかり、こまめにとれば、それをエサに有用菌が増え、健康を支える代謝物をつくってくれます。「どんな菌をとればいいですか?」と質問されますが、おなかの中で体にいいものをつくってくれる有用菌のエサ(食物繊維)を考えて食べものを選んでいけばいいのです。

Q5

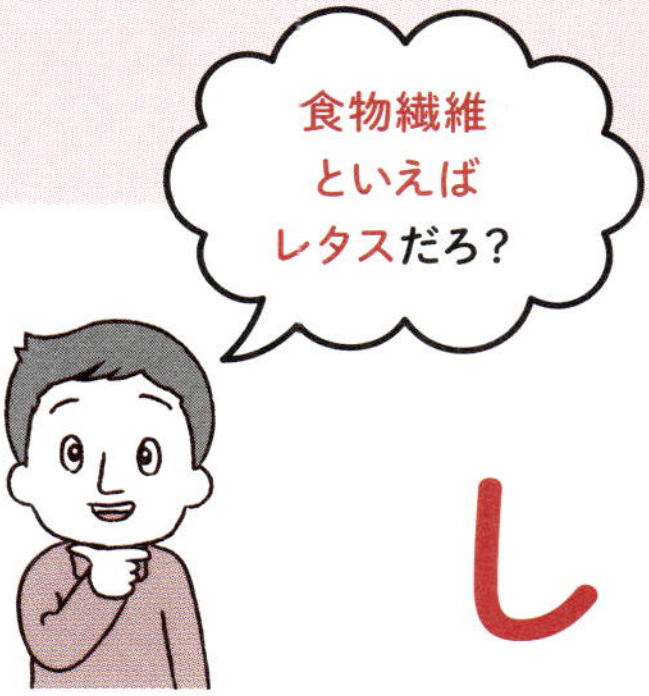
食物繊維
といえば
レタスだろ?

レタスのサラダを食べれば食物繊維はしっかりとれている

○か×か?

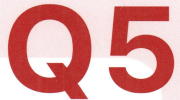

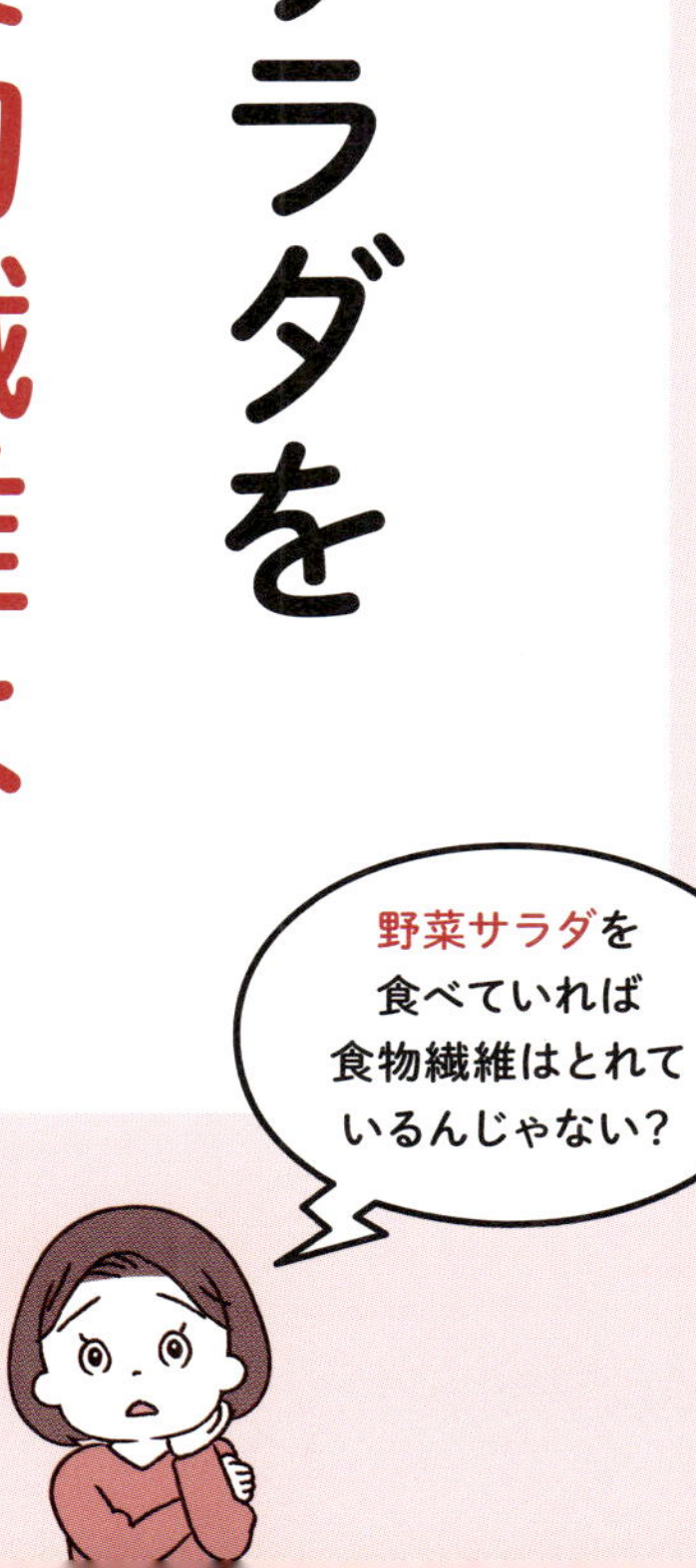
野菜サラダを
食べていれば
食物繊維はとれて
いるんじゃない?

答えは次のページへ

Q5 答えは……

レタスの成分はほとんどが水分

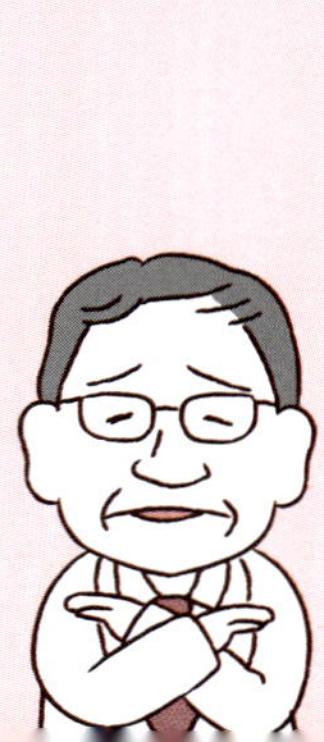

山盛りのレタス（100g）のサラダを食べても食物繊維の量はたった1.1g。

丹後地域の元気なご長寿の方は、主食で全粒穀物を食べ、豆、根菜、いも、果物など多様な植物由来の食品から食物繊維をとっています。

[京丹後市の健康長寿の人は何を毎日食べている?]

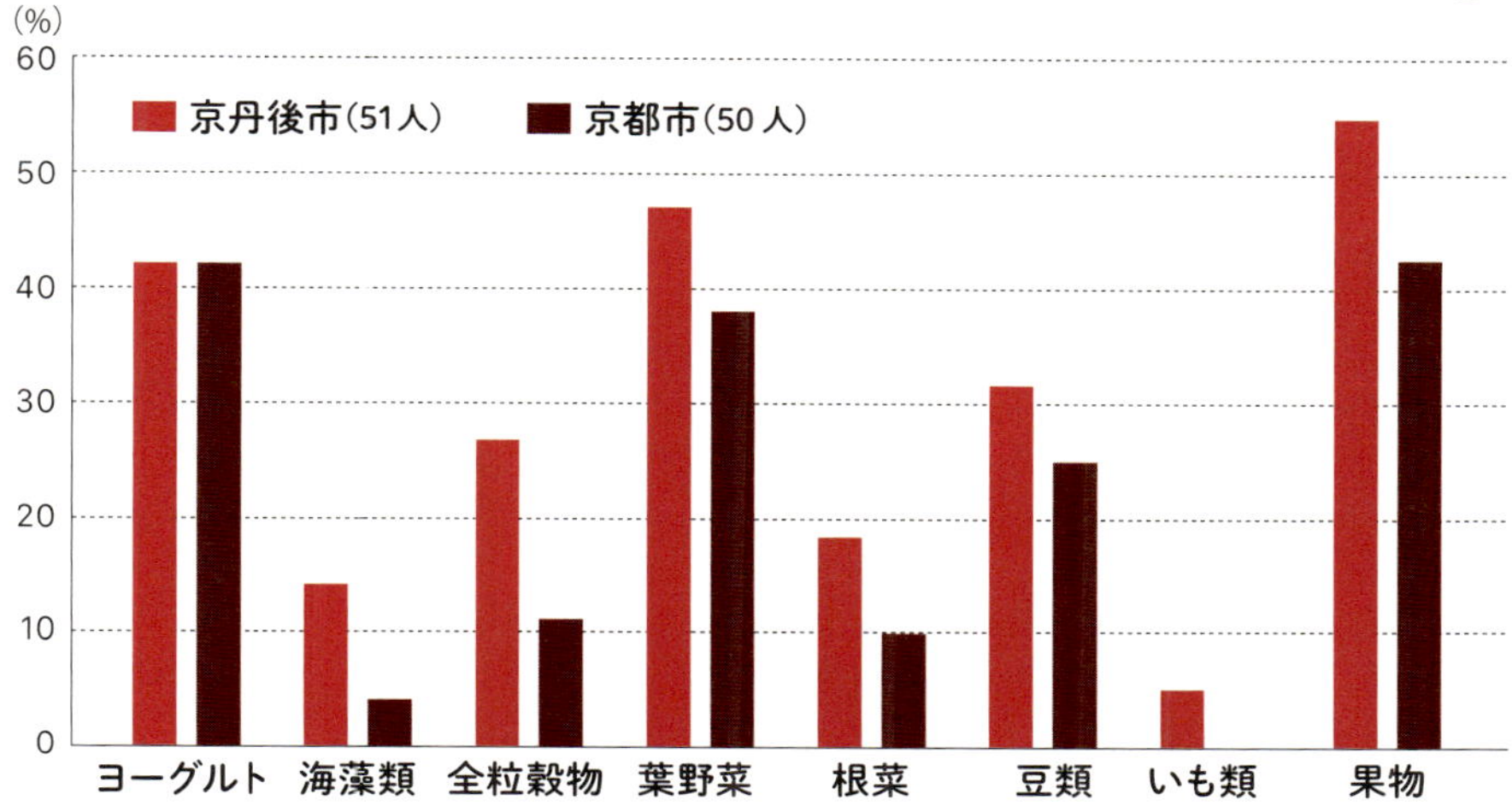

主食に全粒穀物を食べている人は、京都市内が11%、京丹後市が27%と、京丹後では4人に1人が全粒穀物を食べていました。さらに、豆類、根菜、いも類、海藻類、果物などの摂取割合も高く、酪酸菌のエサになる食物繊維を多くとっていることがわかります。

[どんな食品から食物繊維をとっている?]

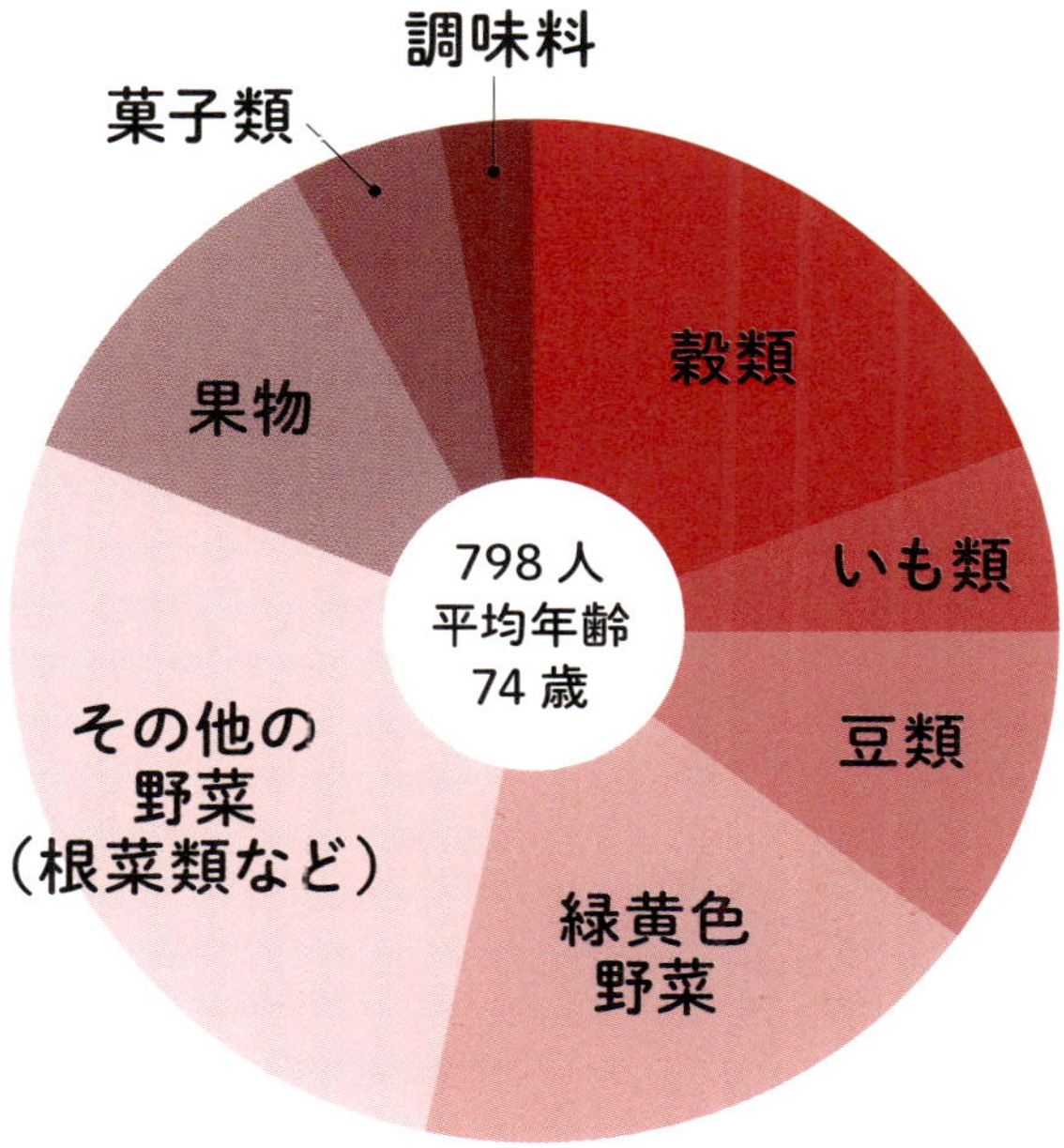

左は、京丹後長寿コホート研究の食物繊維含有食品の解析結果です。新しくわかったのは、根菜類からの食物繊維の摂取が多かったこと。穀類、豆類、根菜類、いも類、果物など多様な植物由来の食品から食物繊維をとっていることが健康長寿の秘訣かもしれません。

Q5

多様な植物由来の食物繊維が多様な腸内フローラをつくる

食物繊維の種類は、水溶性、不溶性の分け方が知られていますが、腸内細菌の研究で注目されているのが「発酵性食物繊維」と「非発酵性食物繊維」です。**酪酸菌などの有用菌のエサになるのが「発酵性食物繊維」**。また、発酵性食物繊維にも種類があり（イヌリン、ペクチン、β-グルカン、レジスタントスターチなど）、大腸での発酵速度が異なります。

そのため、全粒穀物、豆類、根菜、いも、きのこ、果物など多様な植物由来の食品から発酵性食物繊維をとることで、大腸の入り口、中程、出口のさまざまな腸内細菌が利用しやすくなり、健康長寿に導く多様な腸内フローラになるのです。

また、腸内細菌のエサにならない「非発酵性食物繊維」にも、便のカサを増やす、有害物質の排泄などの大切な役割があります。

Q6

便秘を長年放っておくと認知症など脳神経の病気のリスクを上げる

○か×か?

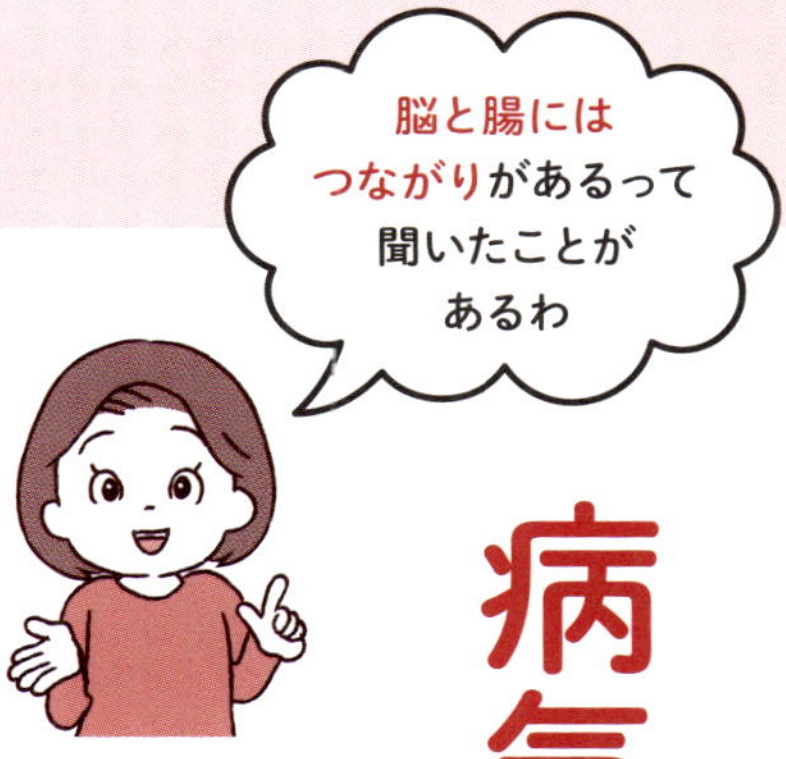
脳と腸には
つながりがあるって
聞いたことが
あるわ

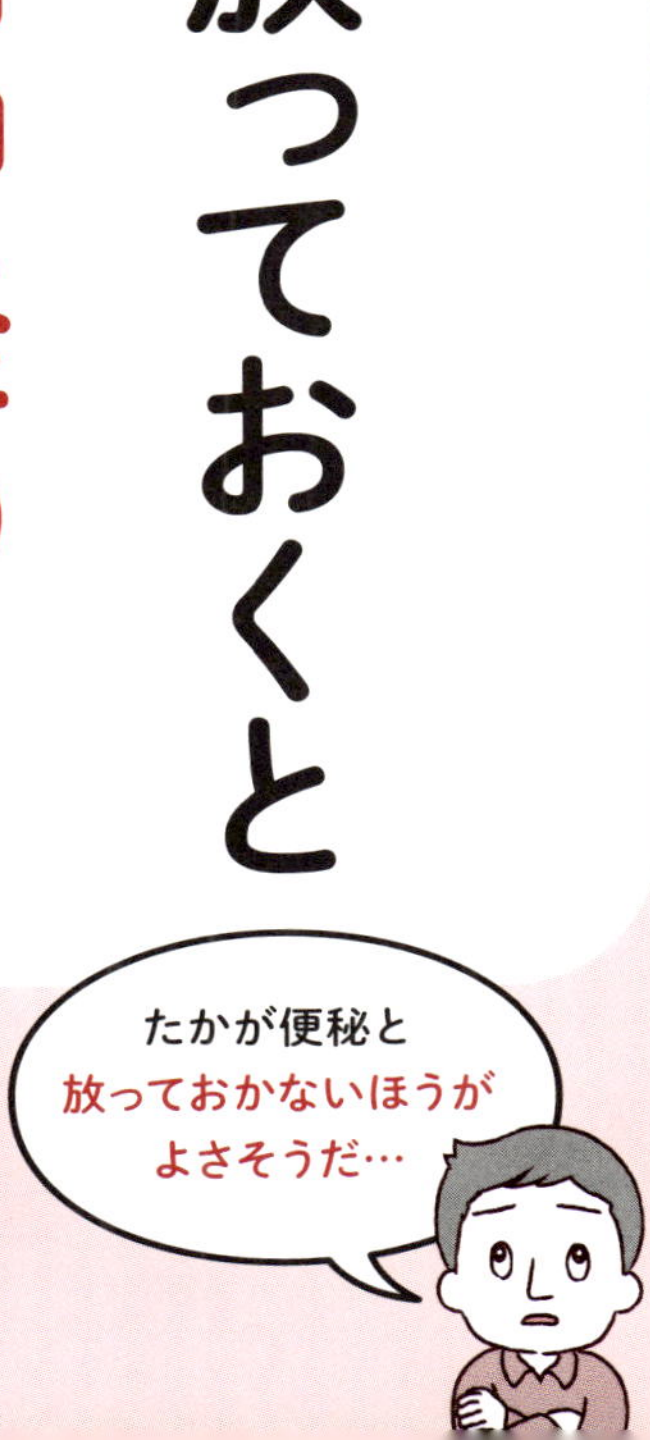
たかが便秘と
放っておかないほうが
よさそうだ…

答えは次のページへ

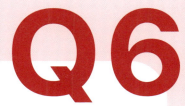

Q6 答えは……

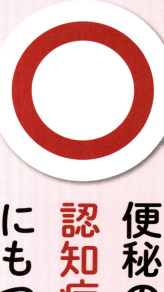

便秘の予防は
認知症の予防
にもつながる！

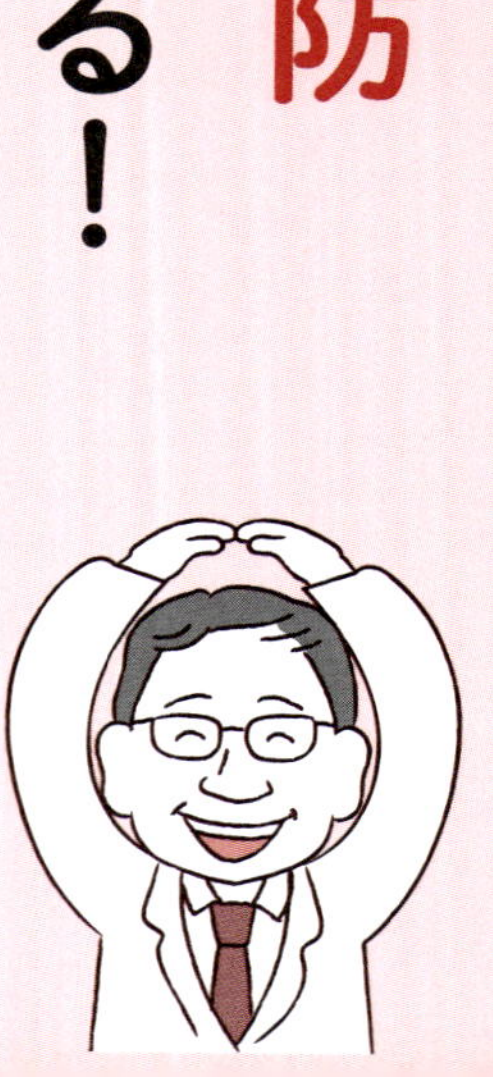

慢性的な便秘は**認知機能**を低下させ、
脳神経疾患のパーキンソン病や
慢性腎臓病、心血管疾患のリスクも上げます。
便秘の原因を考えて生活習慣の見直しを！

たかが便秘とあなどってはいけない！
便秘は全身のさまざまな 病気の発症、悪化の因子 に！

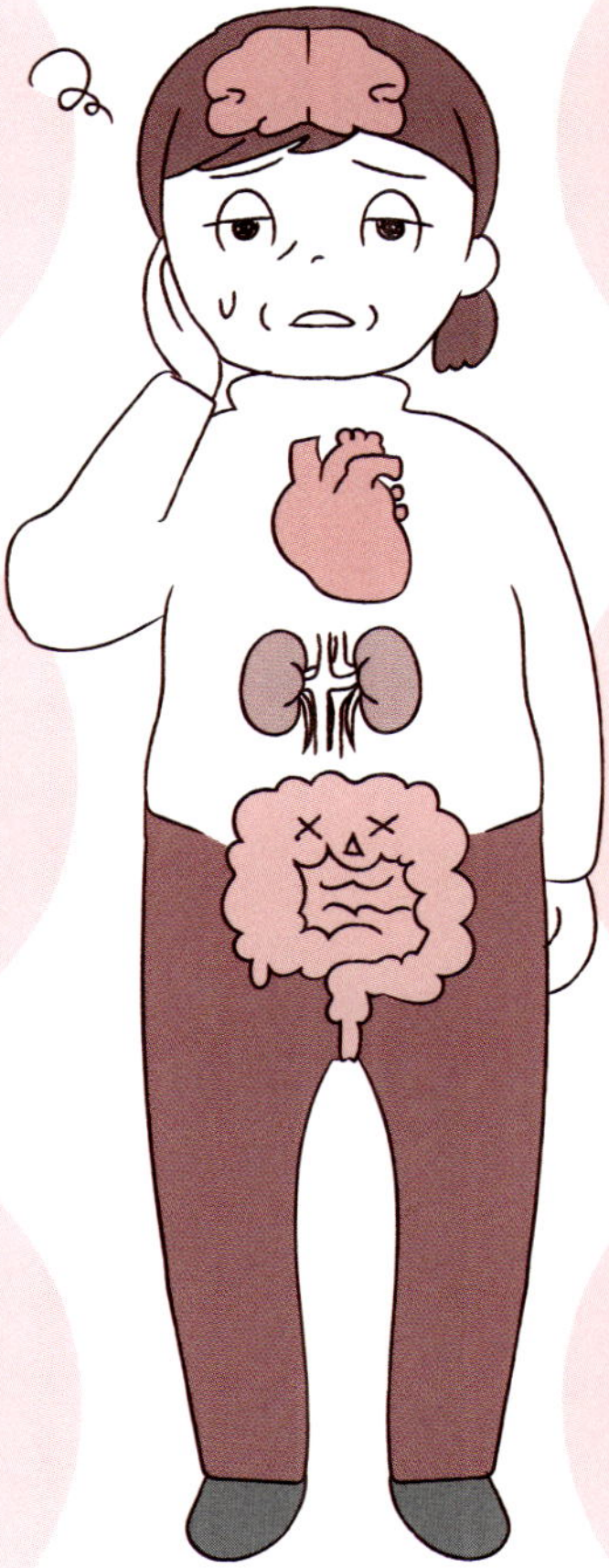

生存率の低下[※1]
慢性的な便秘が10年、15年と続くことで生存率が有意に低下。

認知機能の低下[※2] パーキンソン病[※3]
便秘が長年続いている人は認知機能の低下が加速。パーキンソン病になった人は、便秘が10年以上続いていたことも確認されています。

自律神経の乱れ うつ病
脳と腸はお互いにシグナルを送り合っており、腸内環境が悪化すると自律神経が乱れ、うつ病など精神疾患とも関連します。

心血管疾患[※4]
排便頻度が4日に1回以下のグループは、1日1回以上のグループと比較して、心血管疾患による全死亡リスクが有意に高いという結果に。

慢性腎臓病[※5]
便秘の人を5年以上追いかけた調査では腎臓病のリスクを上げることが明らかに。腎毒性物質は腸から出ており、便通をよくすると少しずつ腎臓病がよくなっていくこともわかっています。

フレイル[※6]
便秘とフレイルの関連を調べた研究では、排便回数が週に10回の高齢者が最もフレイルではないことが示されています。

※1）Chang JY,et al. Am J Gastroenterol. 2010;105:822-832,
※2）Nakase T,et al.CNS Neurcsci Ther 2022；28:1964-1973.
※3）Svensson E,et al. Parkinscnism Relat Disord.2016;28:18-22.
※4）Honkura K,et al. Atherosclerosis. 2016 Mar;246:251-6.
※5）Sumida K ,et al. J Am Soc Nephrol 2017;28:1248-1258.
※6）Liu X, et al.BMC Geriatr 2023;23:745.

Q6

「脳腸相関」で脳と腸は密接に関わっている

「脳腸相関」は、脳と腸が相互に影響を及ぼし合っているという概念。2000年代からは腸内細菌の解析技術が進み、「脳、腸、腸内細菌」のトライアングルの関係もわかってきました。腸には、栄養素を吸収する上皮細胞だけでなく、ホルモンを分泌する細胞、免疫細胞、神経細胞が集まっており、腸内細菌がこれらの細胞に働きかけ、脳など全身に影響を与えています。

慢性的な便秘で腸内フローラが乱れると慢性炎症を起こし、ホルモン、免疫、神経のバランスが崩れて全身のさまざまな病気の入り口に。慢性腎臓病、急性心筋梗塞、脳神経疾患のパーキンソン病、認知症など、さまざまな病気の発症リスクを上げることが報告されています。健康寿命を延ばすには便秘の原因を考え、生活習慣（食事、睡眠、運動など）を見直しましょう。

おまけの健康長寿○×クイズ

Q7 太らず健康でいるには糖質の多いごはん、いも、根菜を避けたほうがいい

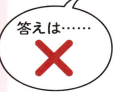

答えは……
×

肥満は病気のリスクになりますが、健康長寿には腸内フローラを整え、筋肉を減らさないフレイル予防の食事を意識することも大切です。そのために必要なのが植物由来の食品の食物繊維です。炭水化物の成分は糖質＋食物繊維。主食（ごはん、パン、麺）、いも、根菜、果物を避けると糖質だけではなく食物繊維の量も減ってしまうことになります。それより飲料、菓子類など加工品の砂糖や人工甘味料を避けることが優先。実際、丹後地域のご長寿の方は、間食をほとんどせず、全粒穀物、いも、根菜、果物を毎日食べている人が多いのです。食べ過ぎず腹八分目を心がけましょう。

Q8 ヨーグルトは毎日食べたほうが腸内環境の改善や健康長寿によい

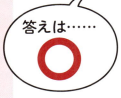

答えは……
○

ヨーグルトに入っている「乳酸菌」は小腸で乳酸をつくり、「ビフィズス菌」は大腸で乳酸や酢酸（短鎖脂肪酸の一種）をつくる働きがあります。パッケージに「腸まで届く」と書かれたものもありますが、口からとり入れた乳酸菌やビフィズス菌は、腸に届いて働いた後、定着せず便といっしょに出ていきます。そのため、毎日とり続けることが大切。食事調査で京丹後市の人の42％がヨーグルトを毎日食べており、僕も毎朝食べています。ヨーグルトにはさまざまな種類がありますが、2週間ほど食べ続けてみて自分のおなかに合うのか、便の状態などもチェックしてみてください。

おまけの健康長寿○×クイズ

Q9 塩分をとり過ぎていると腸内フローラが乱れて血圧が下がりにくくなる

答えは……

○

塩分の多い食事を続けていると、大腸内の塩分濃度が高くなり、その環境の中で生きられる腸内細菌が増加。その菌が血圧を上げる働きをしてしまい、高血圧になってから食事の塩分を減らしたり、血圧降下剤を飲んだりしても血圧が下がりにくいといわれます。日頃から塩分のとり過ぎに気をつけるとともに、海藻、豆、野菜、果物などから塩分を排泄するカリウムをとりましょう。

あなたは何問正解しましたか？
腸内フローラは食生活の影響が大きく

植物由来の多様な食品から多様な食物繊維をとることで病気のリスクを減らせ、健康長寿を目指せます。

この知識を活かして第２章からの
腸寿食を実践しましょう！

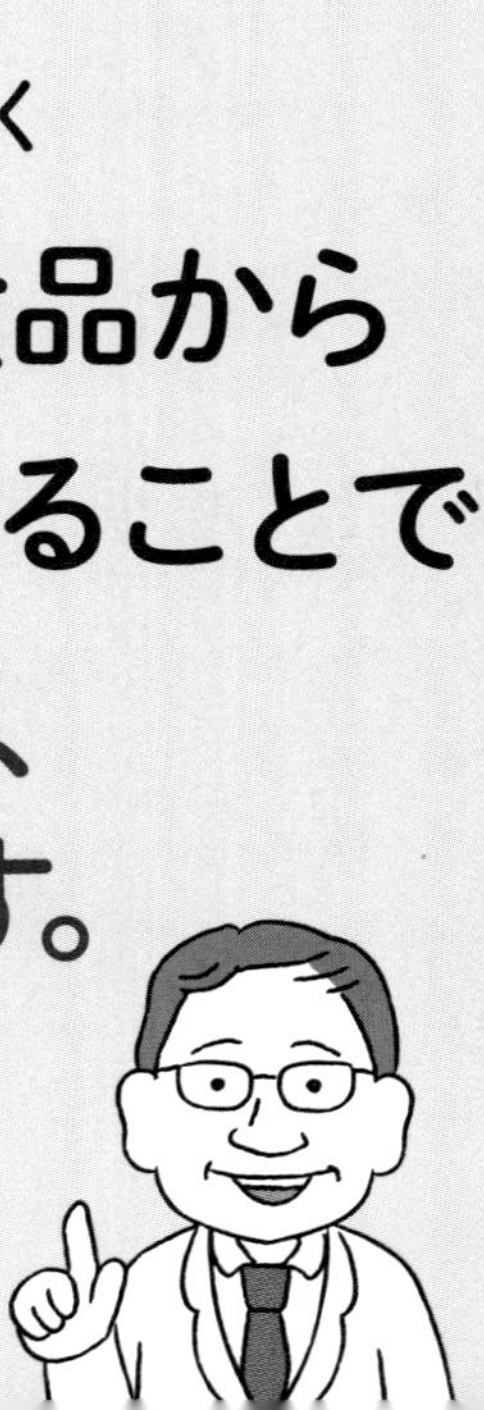

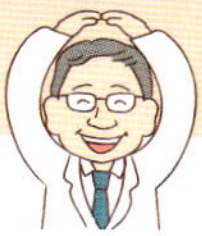

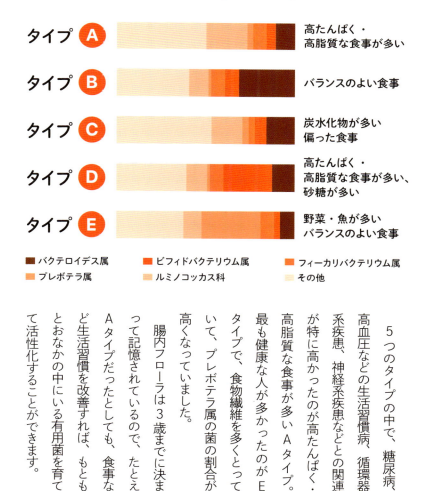

＼発見！／

日本人約1800人の腸内フローラと食事調査、病気との関連のAI解析でわかった！

5つのタイプ

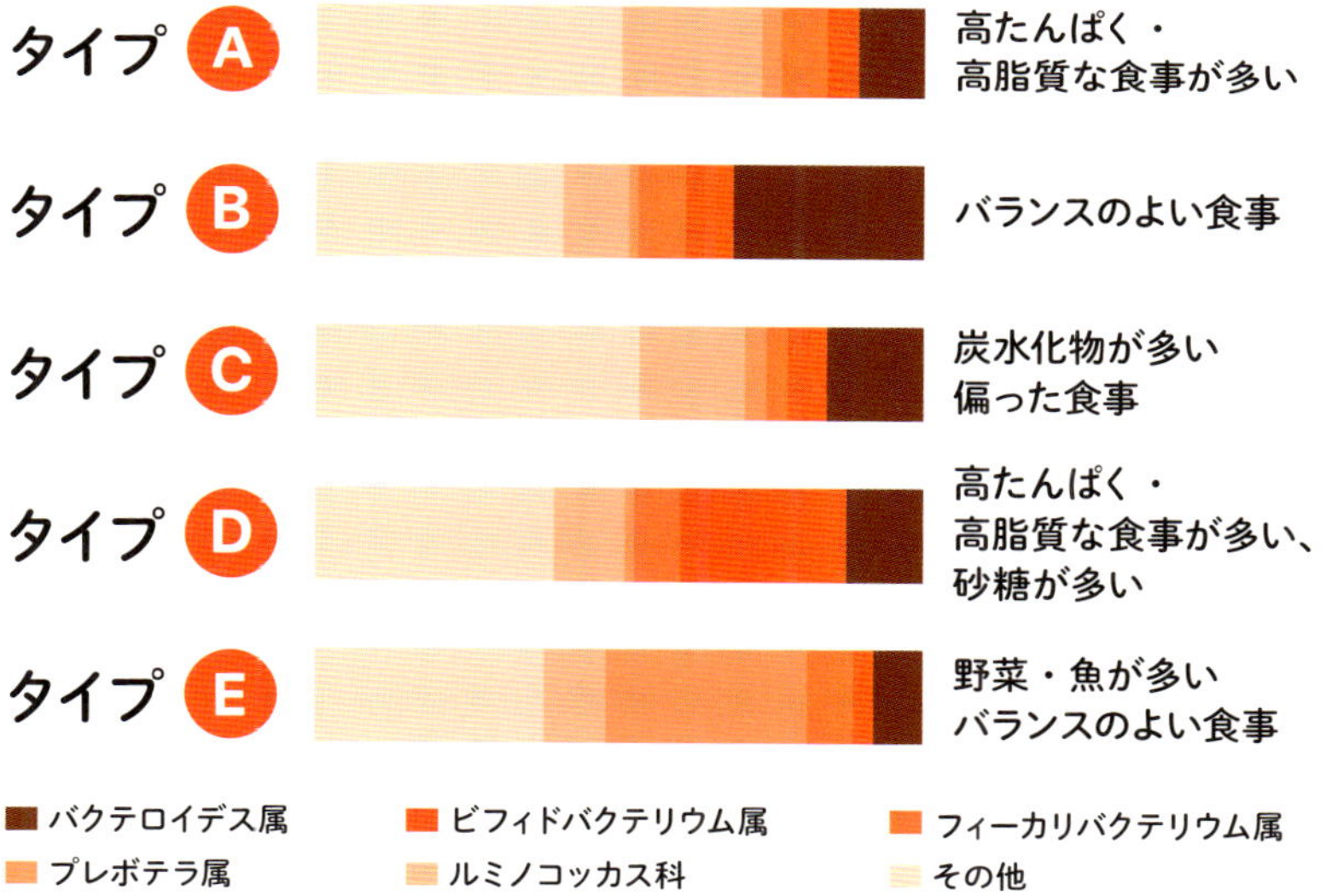
タイプA
高たんぱく・
高脂質な食事が多い
タイプB
バランスのよい食事
タイプC
炭水化物が多い
偏った食事
タイプD
高たんぱく・
高脂質な食事が多い、
砂糖が多い
タイプE
野菜・魚が多い
バランスのよい食事
バクテロイデス属
ビフィドバクテリウム属
フィーカリバクテリウム属
プレボテラ属
ルミノコッカス科
その他

５つのタイプの中で、糖尿病、高血圧などの生活習慣病、循環器系疾患、神経系疾患などとの関連が特に高かったのが高たんぱく・高脂質な食事が多いAタイプ。最も健康な人が多かったのがEタイプで、食物繊維を多くとっていて、プレボテラ属の菌の割合が高くなっていました。

腸内フローラは３歳までに決まって記憶されているので、たとえAタイプだったとしても、食事など生活習慣を改善すれば、もともとおなかの中にいる有用菌を育てて活性化することができます。

※Takagi T,et al. Microorganisms 2022;10(3), 664.

第2章

脳、筋肉、骨、肌、血管…腸から
全身を若返らせて健康長寿に！

腸寿食 2週間プログラム

さぁ、ここからは実践編です！
さまざまな研究からわかってきた健康長寿の食事法を

手軽に、おいしく、楽しく
実践するコツをまとめました。

ちょっとした工夫ばかりですが、この2週間でコツをつかんで
その後も日々の食事で無理なく継続すれば、
腸から全身が若返り、フレイルを寄せつけない元気な体に！

腸内フローラは2週間で変えられる！

おなかにすんでいる腸内細菌のエサは、みなさんが日々、食べているもの。有用菌が好きなのは食物繊維、悪用菌が好きなのが動物性脂肪・たんぱく質、砂糖、塩分です。僕らが行ったヒトを対象にした臨床試験では、**食物繊維が豊富な食事をとると、2週間ほどで腸内フローラが大きく変わってくる**ことがわかっています。また、**高脂肪食を続けると2週間ほどで腸内フローラが乱れる**という報告も。食生活によって、よくなるのも、悪くなるのも2週間というわけです。

まず2週間、集中しておなかにすむ腸内細菌のことを考えて食べるものを選んでみませんか？　P.74から、**食べ方のコツを1日目、2日目…と紹介していきますが、取り組みやすいことからでOK！**　2週間で腸によい食べ方のコツをつかんだら、その後も無理なく継続していきましょう。

※発酵スピードが速い食物繊維を大量にとるとおなかが張る場合があります。同じ食品を食べ続けるよりも、植物由来の多様な食品からさまざまな種類の食物繊維をとりましょう。ご自身の体調を観察しながら、無理なく2週間プログラムをとり入れてみてください。※通院中、病気療養中の方の食事は、主治医の指導に従ってください。

１週目

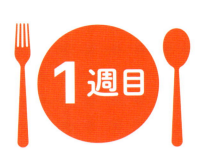

豆の植物性たんぱく質で長寿菌が増えやすい腸に

豆たんプラス

１週目の目標は、**食事に豆・大豆製品のたんぱく質を足すこと、略して「豆たんプラス」**です。日々の食事で、肉加工品（ソーセージ、ベーコンなど）、赤肉（牛肉、豚肉など）が続いていませんか？　腸の悪用菌の好物がこれらの動物性脂肪・たんぱく質。まずは豆・大豆製品など植物性たんぱく質のおかずの割合を増やして、酪酸菌（長寿菌）などの有用菌が増えやすい腸内環境に整えていきましょう。

第１章でお伝えしたように、**植物性たんぱく質＆食物繊維がとれる「大豆」はフレイル対策に役立つ最強食品です。**

動物性脂肪・たんぱく質は腸の悪用菌の大好物。

腸内に酪酸菌などの有用菌をすみやすくするには

豆・大豆製品の植物性たんぱく質をプラス！

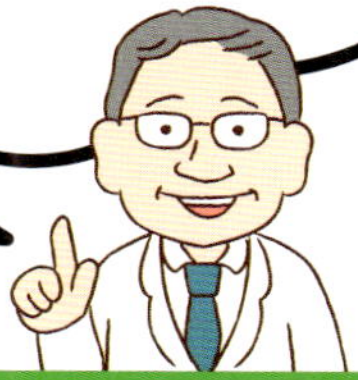

［たんぱく質の食品の選び方］

動物性たんぱく質

- ☑ 肉加工品（ソーセージ、ベーコンなど）はできるだけ避ける
- ☑ 赤肉（牛肉、豚肉、羊肉など）はちょっぴり、たまに楽しむ
- ☑ 魚介類、白肉の鶏肉、卵はOK！

増やし ↓ たいのは！

豆・大豆製品の植物性たんぱく質

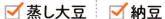

☑ 蒸し大豆

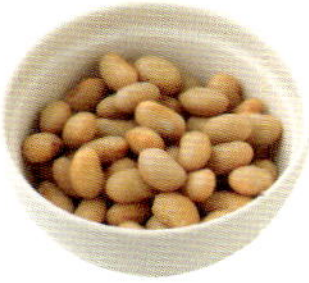

☑ 納豆

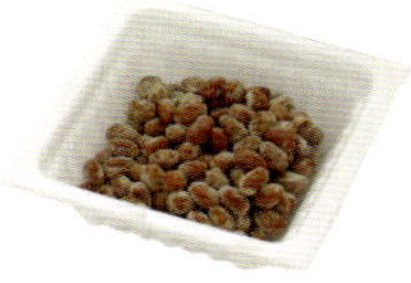

☑ 豆腐

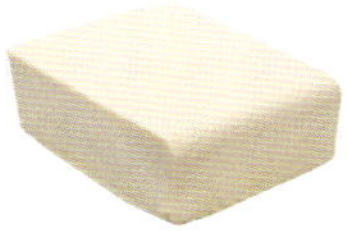

☑ 厚揚げ

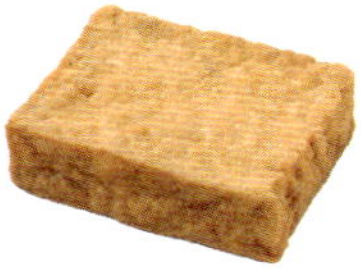

砂糖や人工甘味料などが使われた甘い煮豆ではなく、できるだけ味のついていないシンプルな「蒸し大豆」「蒸しサラダ豆」を。食物繊維＆納豆菌がとれる「納豆」も、冷蔵庫に常備したい腸寿食です（僕も納豆をよく食べています）。豆腐は絹ごしより木綿豆腐のほうがたんぱく質が多く、満足感のある厚揚げも主菜に活躍！

2週目

朝センイ

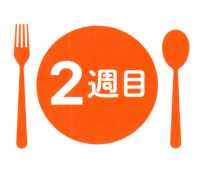

食物繊維をたっぷりとって長寿菌の働きを活性化！

1週目の「豆たんプラス」で腸内環境がよくなってきたら、2週目は酪酸菌（長寿菌）などの有用菌が大好きな食物繊維を毎日おなかに届けてあげましょう。**まず朝食から食物繊維の量を増やす、「朝センイ」が目標です。**

食物繊維が豊富な食事は、生活習慣病、大腸がんなどさまざまな病気の予防につながることがわかっており、WHOは食物繊維を1日に25g以上とることを推奨しています。25gを1日3食で割ると、**1食の食物繊維量は8.3g**ほど。朝食でこの量をクリアできる次のページの献立例を参考にしてください。

腸から体を若返らせるには、まず

朝食で食物繊維をしっかりとる

習慣を！ 1日25g以上を目指すために、
食物繊維がどんな食品に多いのかを
知りましょう。

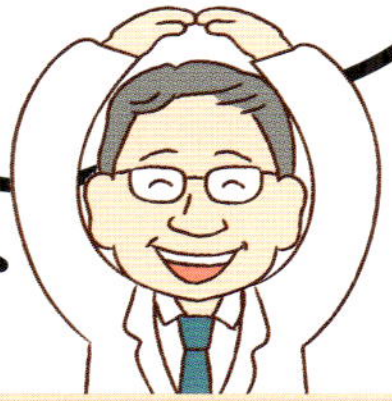

［朝センイの献立例］

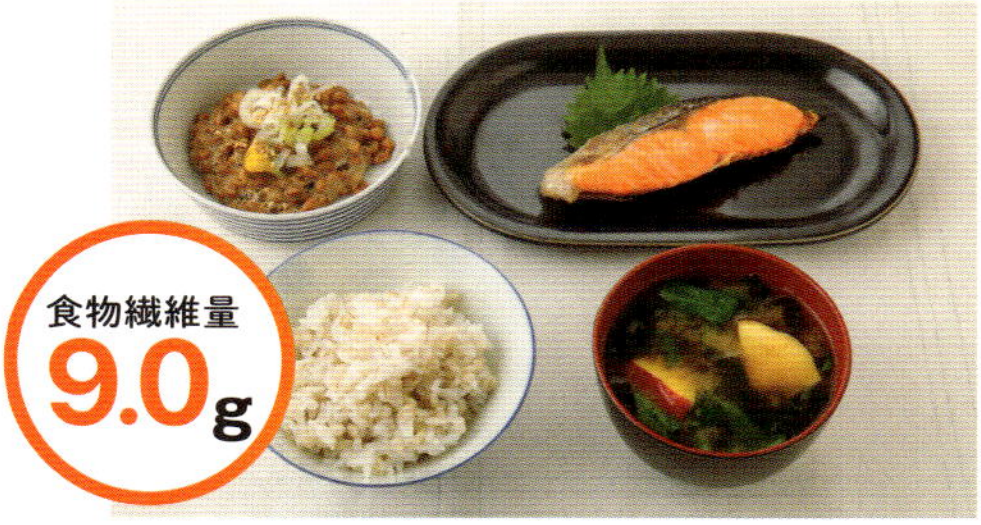
食物繊維量
9.0g

ごはんの日

- もち麦ごはん（茶碗１杯分・150g）
- 納豆（ねぎ、ごま、からし）
- 焼きざけ（大葉）
- みそ汁
（さつまいも、小松菜、カットわかめ）

パンの日

- 全粒粉食パン（6 枚切り・1 枚）
- 目玉焼き
- 豆と野菜のサラダ
（蒸しサラダ豆・トマト・レタス）
- ヨーグルト（150g）
＋緑のキウイフルーツ（1/2 個）

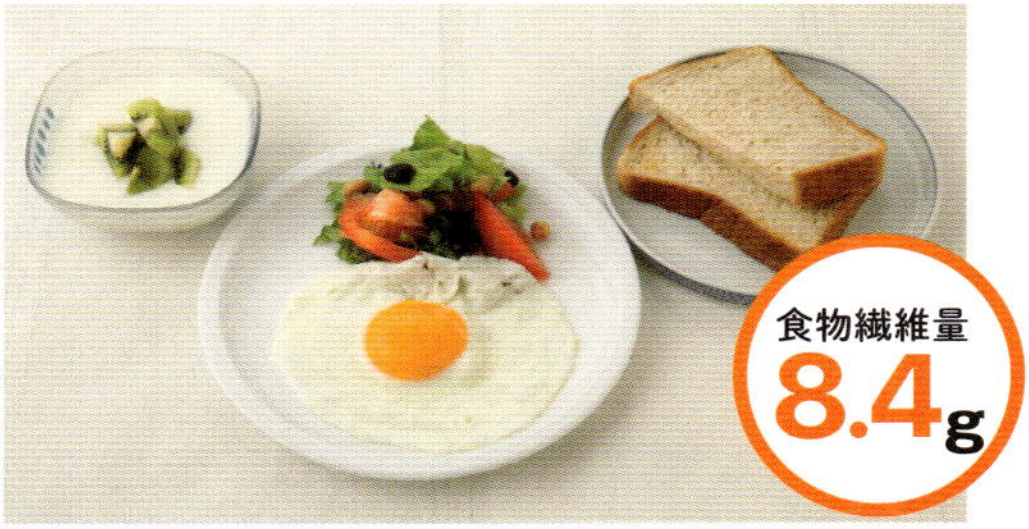
食物繊維量
8.4g

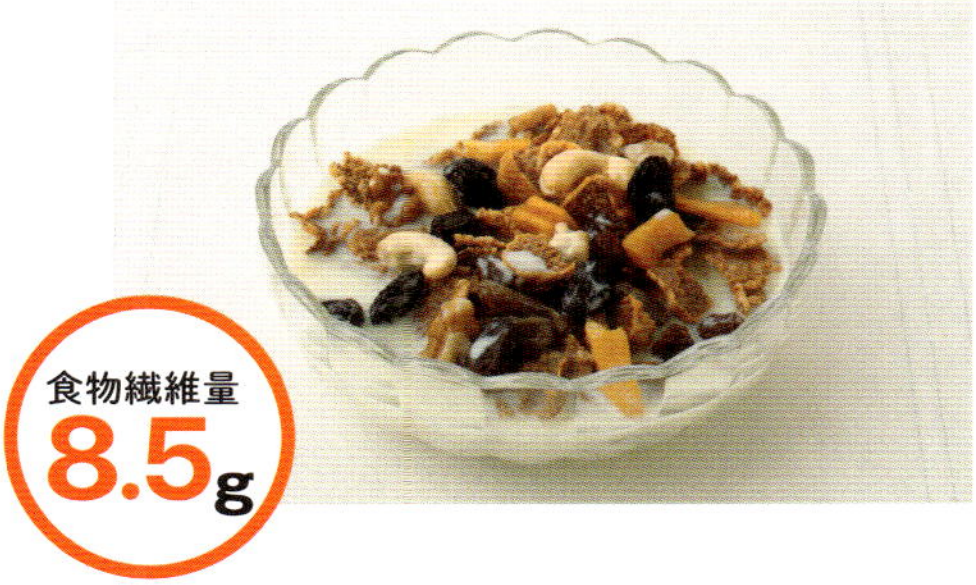
食物繊維量
8.5g

シリアルの日

- 豆乳がけシリアル
（小麦ブランシリアル 40 g、
無調整豆乳 150ml、ドライフルーツ、
ミックスナッツ各適量）

1日25g、1食あたり8.3gの食物繊維の摂取量を目指すには発酵性食物繊維のとり方がポイントに！

大腸にすんでいる酪酸菌などの有用菌は、**「発酵性食物繊維」をエサにして利用し、酪酸などの代謝物（短鎖脂肪酸など）をつくって**全身の健康を支える仕事をします。大腸のはじめ、中ほど、最後に多様な腸内細菌がすんでおり、植物由来の多様な食品から多様な食物繊維をとれば、さまざまな菌に利用されやすくなります。どんな食品に発酵性食物繊維が含まれるのかを知って、献立の参考にしてください。また、非発酵性食物繊維も便のカサを増やすなど腸内環境を整えてくれます。ちなみに、発酵性食物繊維といわゆる発酵食品は違いますのでご注意を。

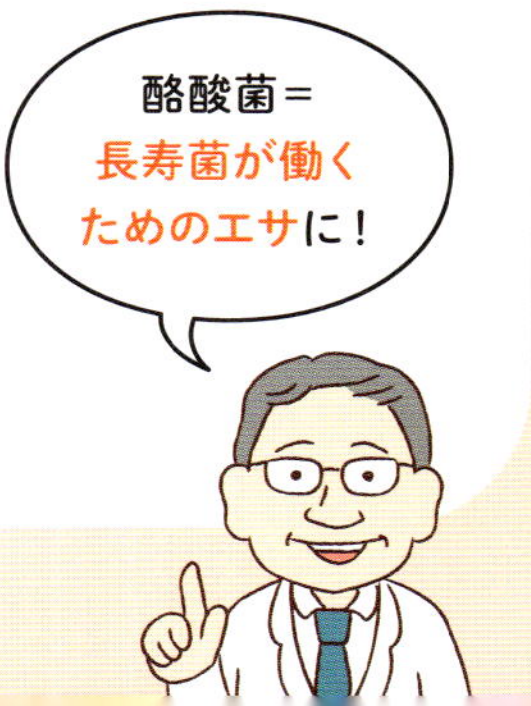

発酵性食物繊維がとれる食品

☑ 穀物

ごはん	玄米・大麦・もち麦・押麦・雑穀ごはん、冷やごはん、おにぎり、など
パン	全粒粉・ライ麦・ブランパン、など
シリアル	小麦ブランシリアル、オートミール、など
麺	そば、中華麺、など

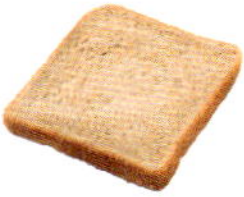
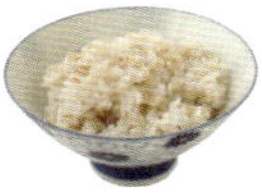

☑ 豆

蒸し大豆、ゆで大豆、納豆、きな粉、いんげん豆、など

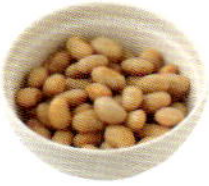
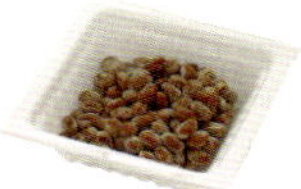

☑ いも

じゃがいも、さつまいも、長いも、里いも、菊いも、など

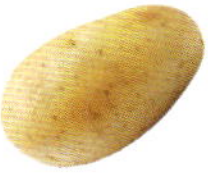
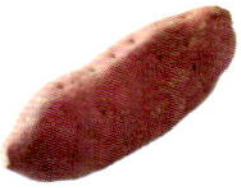

☑ 根菜

ごぼう、にんじん、など

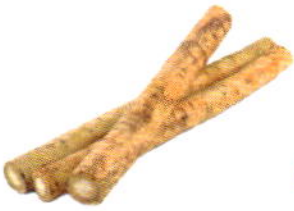
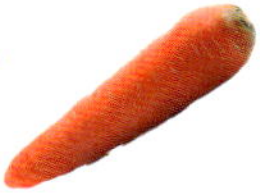

☑ きのこ

しいたけ、えのきたけ、なめこ、しめじ、など

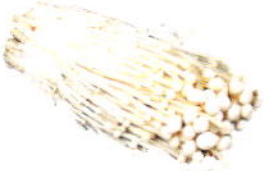
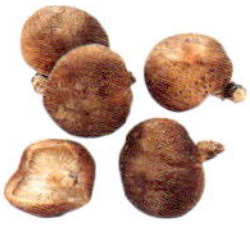

☑ 海藻

昆布、わかめ、もずく、ひじき、など

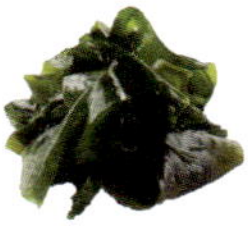

☑ その他の野菜

玉ねぎ、ブロッコリー、オクラ、など

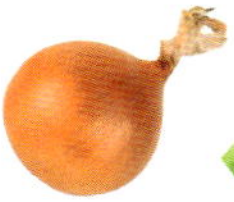
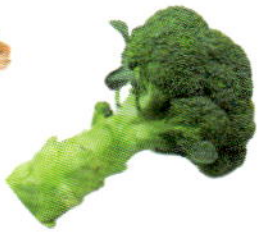

☑ 果物

バナナ、キウイフルーツ（緑）、
りんご、アボカド、プルーン、など

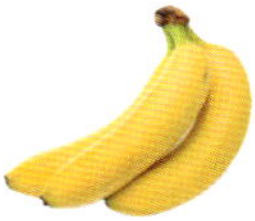
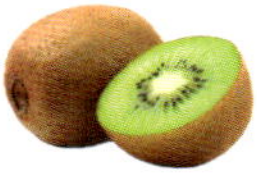

1日目

朝食のソーセージ、ベーコンを加熱の手間いらず&腸が喜ぶ豆・納豆にチェンジ！

1週目は、腸内フローラと血管、筋肉、骨などの健康に重要なたんぱく質の食品を選ぶ力をつけていきます。腸寿食で優先したいのが、**動物性脂肪や添加物を含む肉加工品（ソーセージ、ベーコンなど）を植物性の豆・大豆製品に変えること**。そのまま食べられる「蒸し大豆」や「蒸しサラダ豆」がおすすめです！

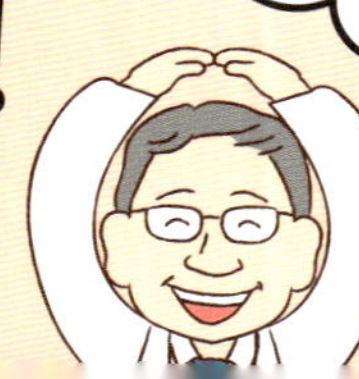
必ずこの順番通りでなくていいので、できることから気楽に実践してみてください！

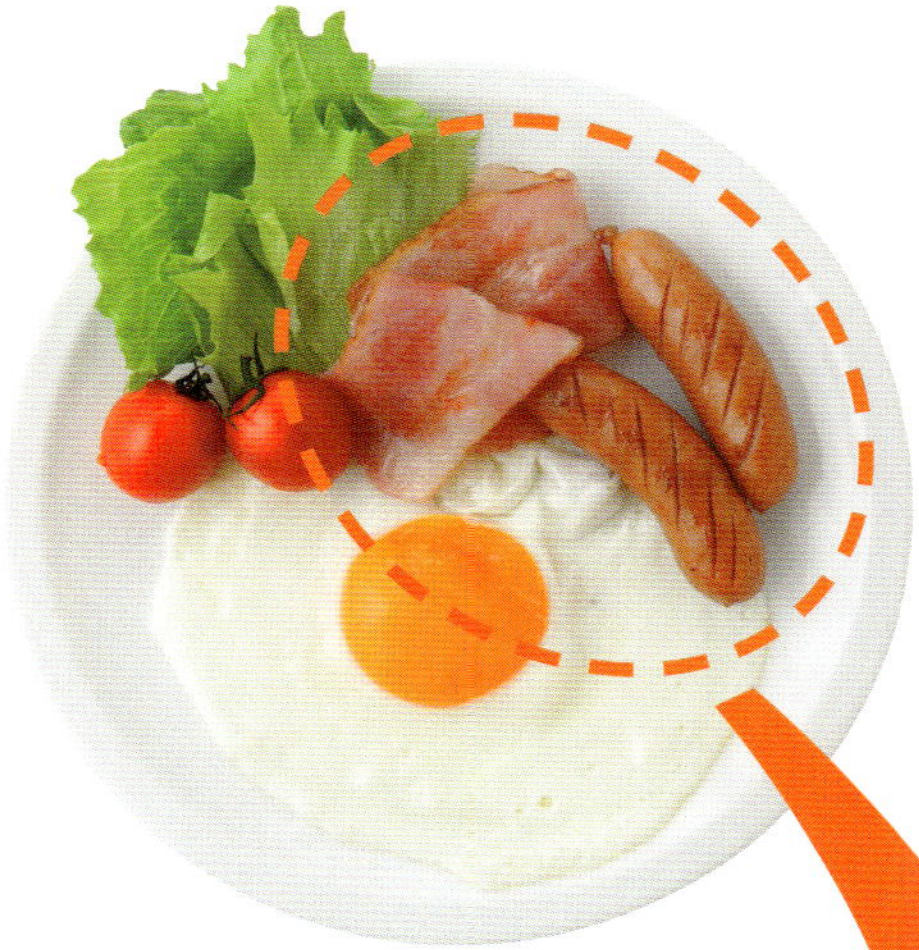

じつは、たんぱく質は少なく動物性脂肪が多い肉加工品を…

ソーセージやベーコンの栄養成分や原材料の表示を見ると、たんぱく質は少量で脂質が多く、食品添加物が使われていることがわかります。朝食やお弁当で肉加工品をよく食べている場合、豆のたんぱく質に変えていきましょう。この例の場合、目玉焼きはそのままで肉加工品を豆のたんぱく質にチェンジ！

そのまま食べられる

蒸し大豆やサラダ豆に

味つけされていない「蒸し大豆」「サラダ豆」は手頃な価格でおなかにもうれしい食品。野菜サラダにプラスしたり、スープやオムレツの具にしたりしてもいいですね。また、発酵食品の「納豆」も手軽で腸を元気にするたんぱく源。添加物の少ない加工度の低い食品を選ぶのが望ましいですが、ソーセージやハムが好きなら、魚肉ソーセージや大豆ミートのハムなどを活用する手も。

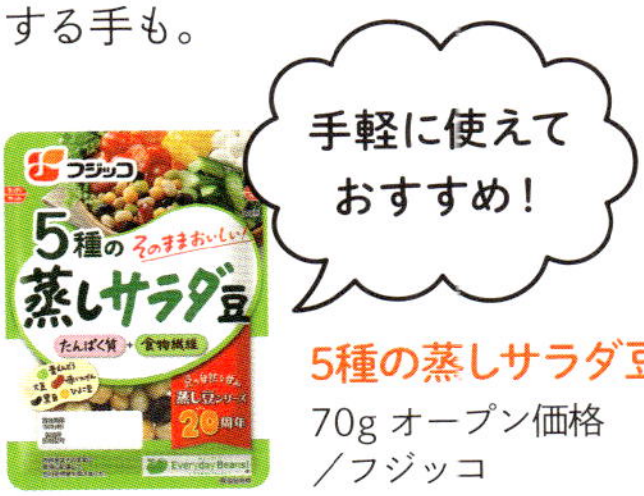
フジッコ
5種の
そのままおいしい
蒸しサラダ豆
たんぱく質+食物繊維
20周年
手軽に使えて
おすすめ！

5種の蒸しサラダ豆
70g オープン価格
／フジッコ

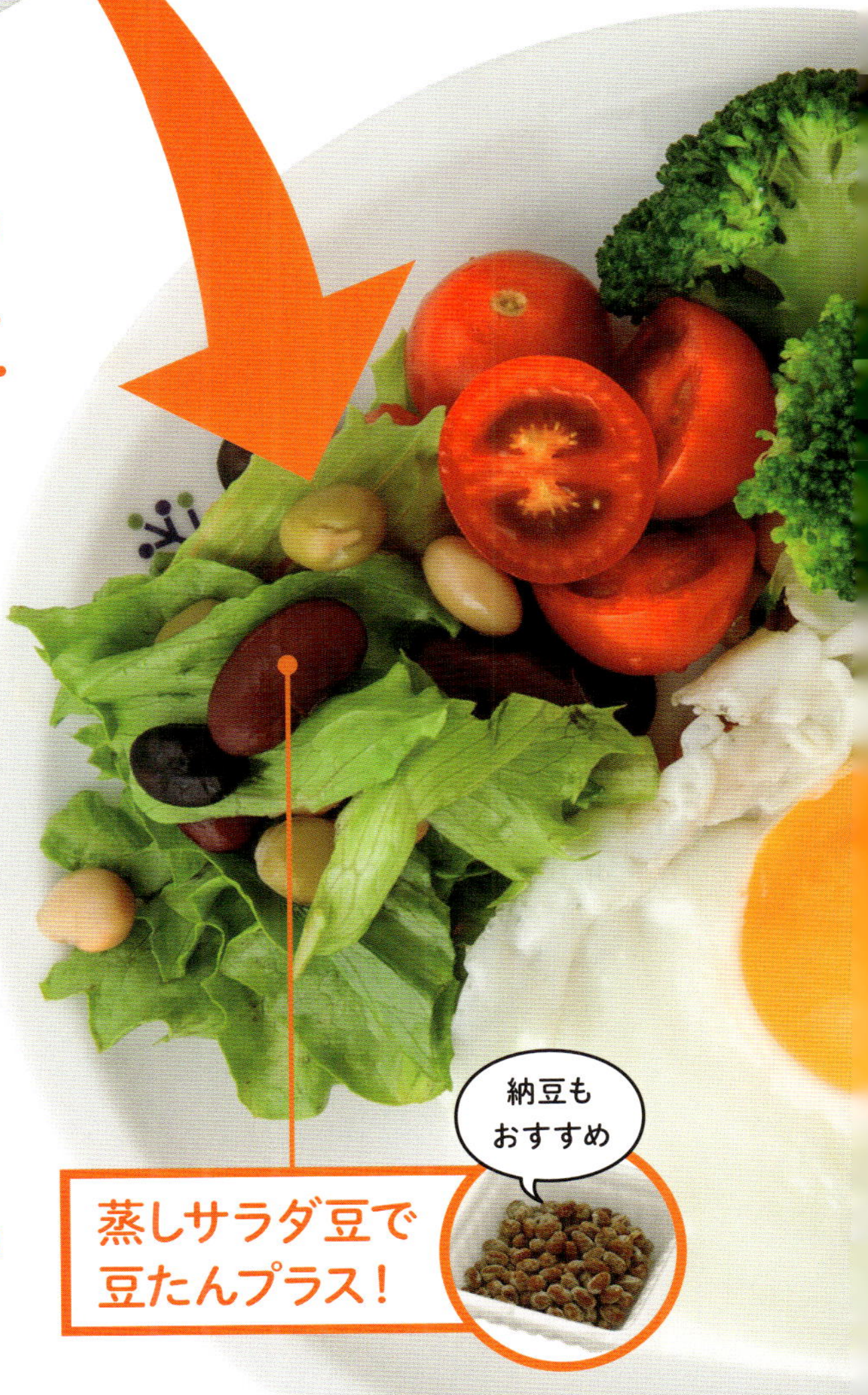
納豆も
おすすめ
蒸しサラダ豆で
豆たんプラス！

2日目

ハンバーグ、つくね、そぼろ…ひき肉料理にこっそり蒸し大豆を混ぜれば腸満足！

牛・豚のひき肉料理は、ひき肉の量を減らし、蒸し大豆をプラスすることで気になる動物性脂肪・たんぱく質をオフして、植物性たんぱく質を足せます。**肉をゼロにしない**のが無理なく食を楽しむポイント。大豆をつぶして混ぜるから、丸ごとの豆が苦手でも食べやすいですよ。

第2章

腸寿レシピ

蒸し大豆入りハンバーグ

食物繊維量 6.0g (1人分)

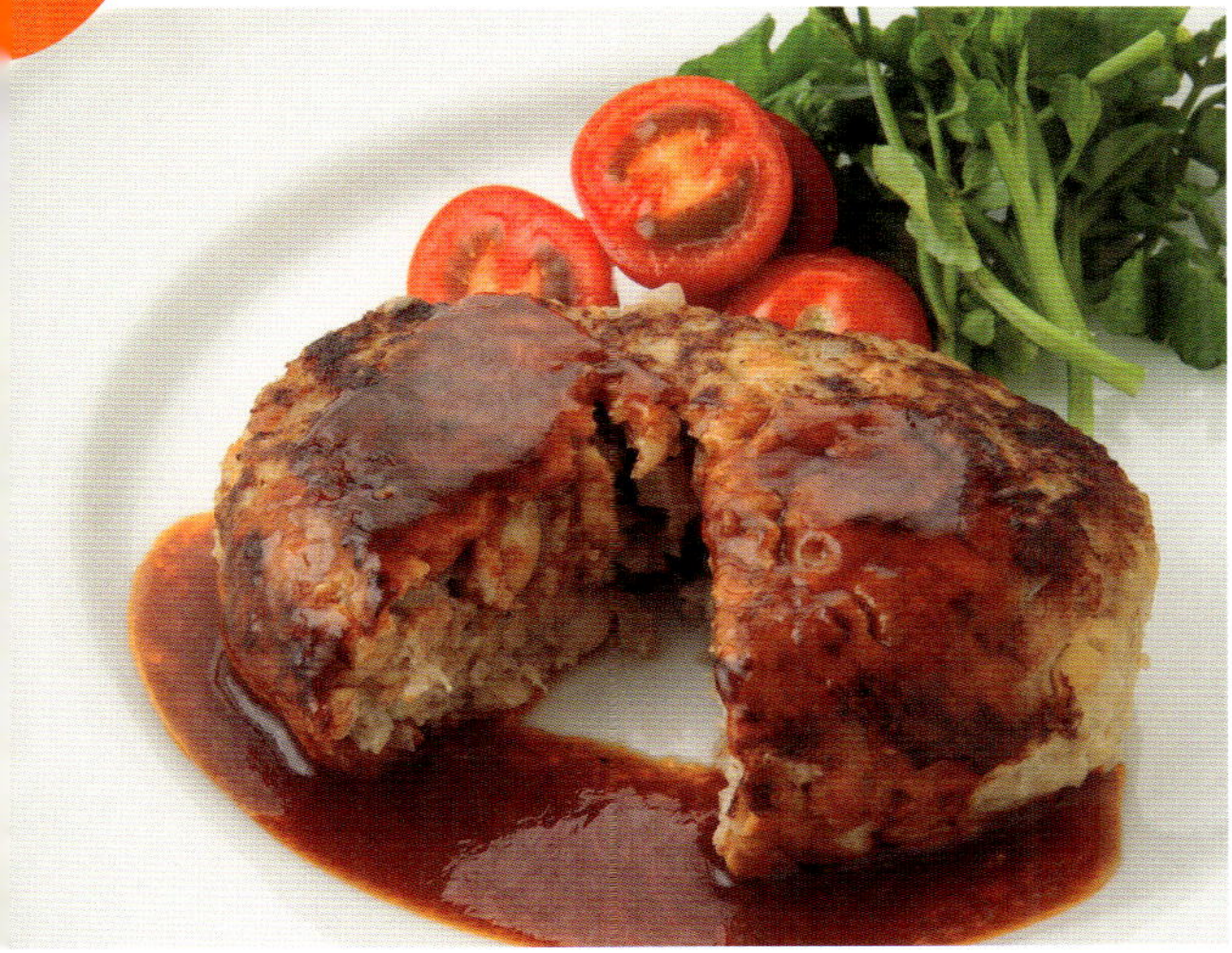

[材料(2人分)]

合いびき肉…120g
蒸し大豆…100g(手で粗くつぶす)
玉ねぎ…1/2個 (みじん切りにして電子レンジ〈600W〉で1分加熱)
パン粉…大さじ2
牛乳…大さじ3
卵…1/2個
A | 塩、こしょう、ナツメグ…各少々
米油 (またはオリーブ油)…大さじ1
B | 赤ワイン、トマトケチャップ…各大さじ1、中濃ソース…小さじ1
クレソン・ミニトマト…各適量

作り方

1. 小さめのボウルにパン粉を入れ、牛乳を加えて湿らせておく。
2. 別のボウルにひき肉、蒸し大豆、玉ねぎ、1、卵、Aを加えてよく練り混ぜる。
3. 2を2つに分けて形を整え、中心を少しくぼませる。
4. フライパンに米油 (またはオリーブ油) を熱し、3を並べて中火で焼き、焼き色がついたら反対に返す。
5. 4に水80mlを加え、フタをして7〜8分ほど蒸し焼きにし、火が入ったら器に盛る。
6. 5のフライパンにBを加え、煮詰めながらトロミがつくまで混ぜてハンバーグにかけ、付け合わせの野菜を添える。

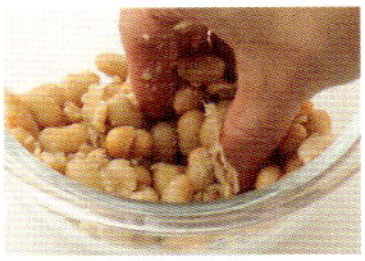

蒸し大豆は手で豆の形が残るぐらい粗くつぶせばラク! 包丁で刻むか、みじん切り器、フードプロセッサーで細かくしても。

活用法

- ☑ ミートソース
- ☑ 肉そぼろ
- ☑ 鶏つくね
- ☑ キーマカレー
- ☑ ナゲット など

手軽に使えておすすめ!

「蒸し大豆」は水煮ではなく蒸して作られているので、大豆の栄養素の流出が抑えられています。植物性たんぱく質、食物繊維などが豊富。ひき肉料理に大豆を混ぜる習慣で主菜がヘルシーに!

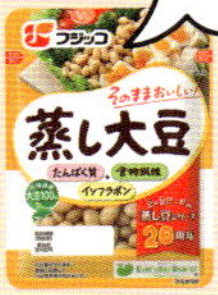

蒸し大豆
100g
オープン価格
/フジッコ

3日目

日常的に食べる魚は大型のマグロより脳、血管、骨を若々しくする小型の魚のアジ、サバ、イワシ、サケを！

血管、脳、骨の健康には、**不飽和脂肪酸（EPA、DHA）、ビタミンD、カルシウムが豊富な魚介類のおかず**を。丹後地域の長寿の方が食べているのは小型の魚。大型の魚のマグロは食物連鎖によって水銀含有量が小型の魚に比べて多いため、頻繁にたくさん食べるのではなく、たまの楽しみに。

魚介類に含まれる水銀について

［注意が必要な魚］	［特に注意が必要ではない魚］
クロマグロ（本マグロ）	キハダ
メバチ（メバチマグロ）	ビンナガ
ミナミマグロ（インドマグロ）	メジマグロ
キンメダイ	ツナ缶　サケ
キダイ　メカジキ	アジ　サバ
マカジキ	イワシ　サンマ
クロムツ　など	タイ　ブリ
	カツオ　など

妊娠中の水銀摂取が胎児に影響を与える可能性があることから、厚生労働省が妊婦の魚介類の摂取について注意事項を公表しています。厚生労働省の調査で「平均的な日本人の水銀摂取量は健康への影響が懸念されるようなレベルではありません」としていますが、水銀含有量の多い魚介類を大量に頻繁に食べることを避け、日常の食生活ではなるべく小型の魚を選ぶとよいでしょう。

※出典／『魚介類に含まれる水銀について』（厚生労働省）

京丹後の長寿者が食べてきた

小型魚の煮もの

刺身や焼き魚だけではなく、骨までやわらかく煮た「煮魚」も魚の栄養素をとる腸寿のコツ。こちらは、はたはた（干したもの）を水、砂糖、濃口しょうゆ、酒で落としぶたをして煮含めた、京丹後の郷土料理。骨まで丸ごとムダなく、たんぱく質やカルシウムがとれます。

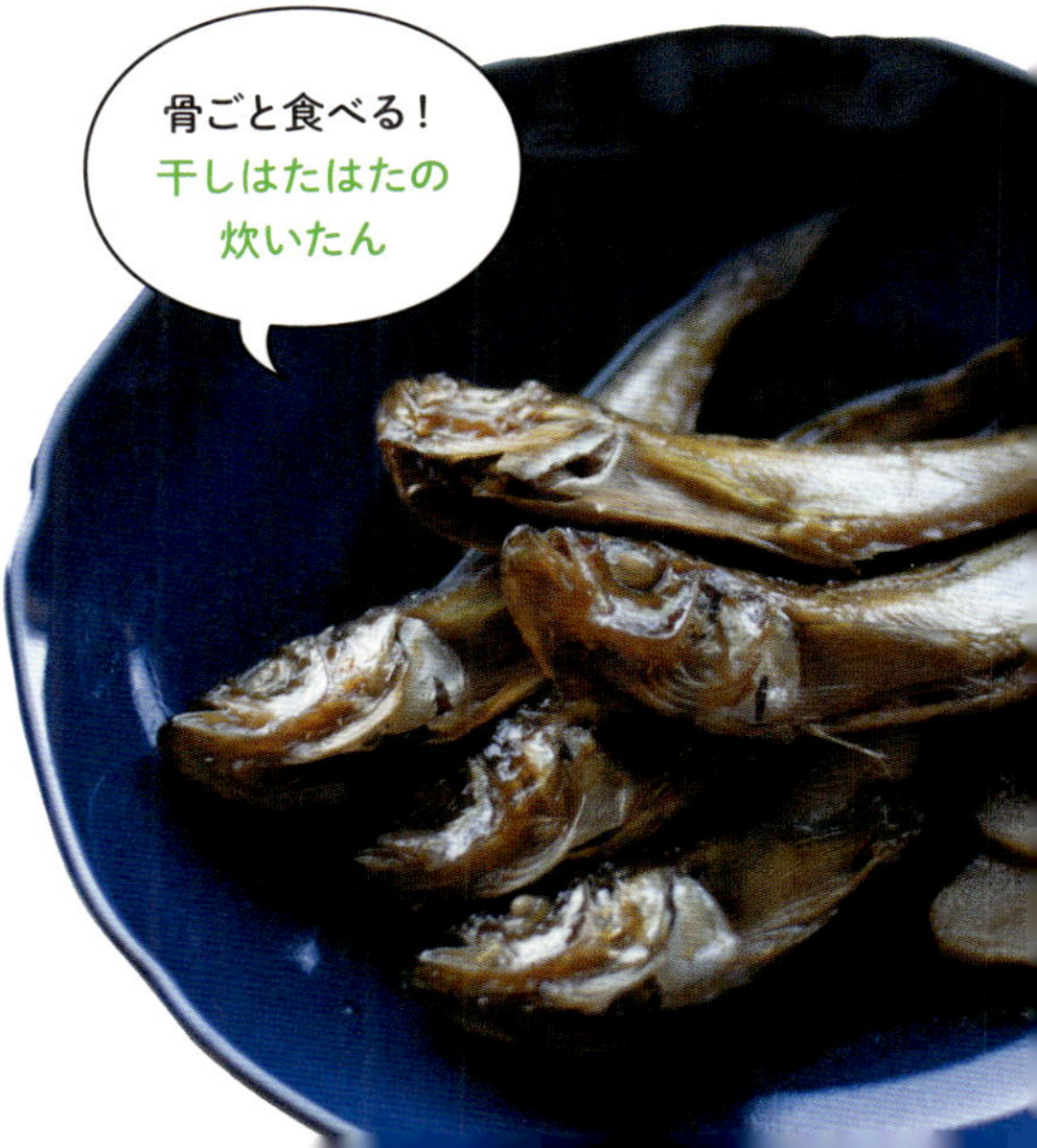

※画像提供／『百寿人生のレシピ』（京丹後市）。京丹後市のホームページ「郷土食レシピ」で作り方が紹介されています。

4日目

〝いつ何を食べるのか〟も重要！
外食で肉料理を食べるなら昼。
迷ったら牛・豚肉より鶏肉のメニューを

「赤肉はちょっぴり、たまに」が基本といっても、ステーキ、とんカツ、しょうが焼き、焼き肉が食べたい日もありますよね。そんなときは**夕食ではなく昼食**でいただきましょう。「いつ何を食べるのか」を考えてメニューを選ぶことも健康長寿につながります。

赤肉はちょっぴりたまに。
ステーキ、焼き肉を食べるなら昼食で

赤肉の牛・豚肉は1食100ｇまでにし、たまに楽しむのが腸寿食の基本(僕もときどき少しだけ肉を食べています)。1日の中で高脂肪食をだらだら食べると体内時計のリズム、腸内フローラが乱れて肥満につながります。脂っこいものを食べたいときは夜より昼に。昼食に食べ過ぎてしまったら、夕食は脂肪を控えて軽めにするなど調整しましょう。

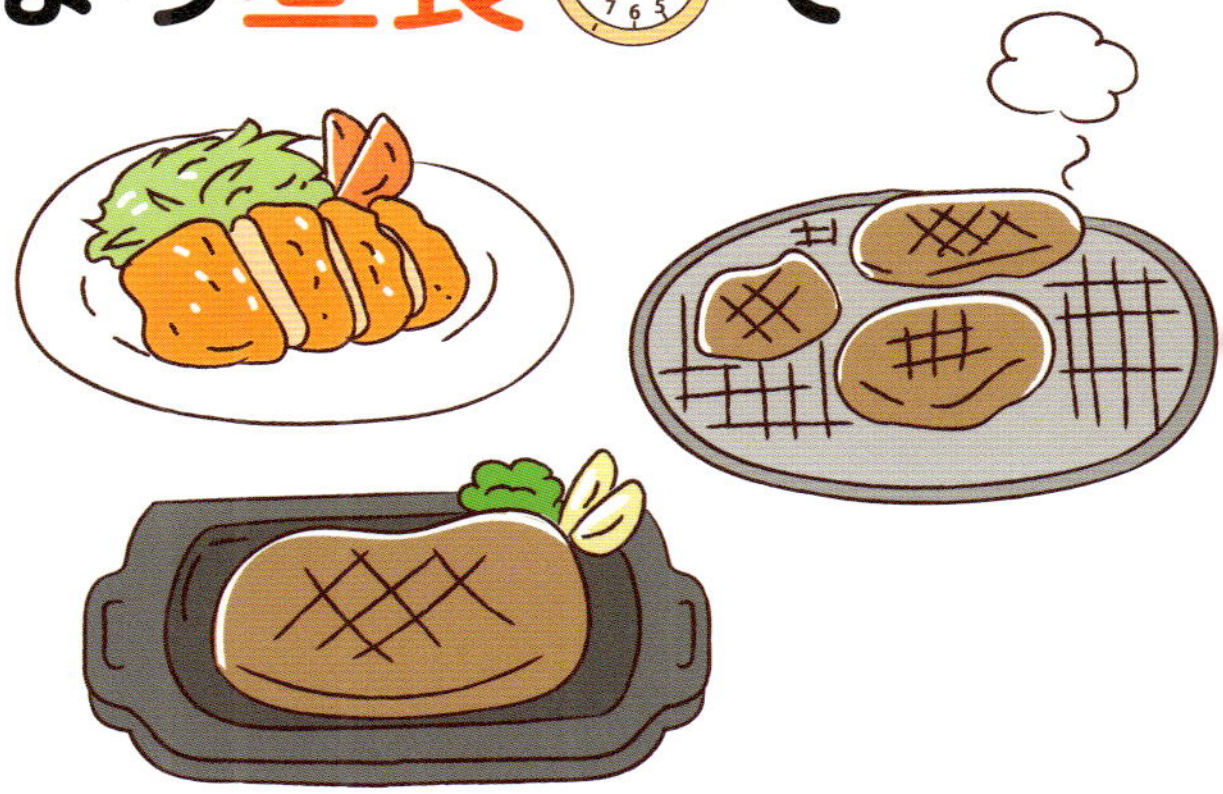

肉が食べたいときはできるだけ
白肉（ホワイトミート）の鶏肉に

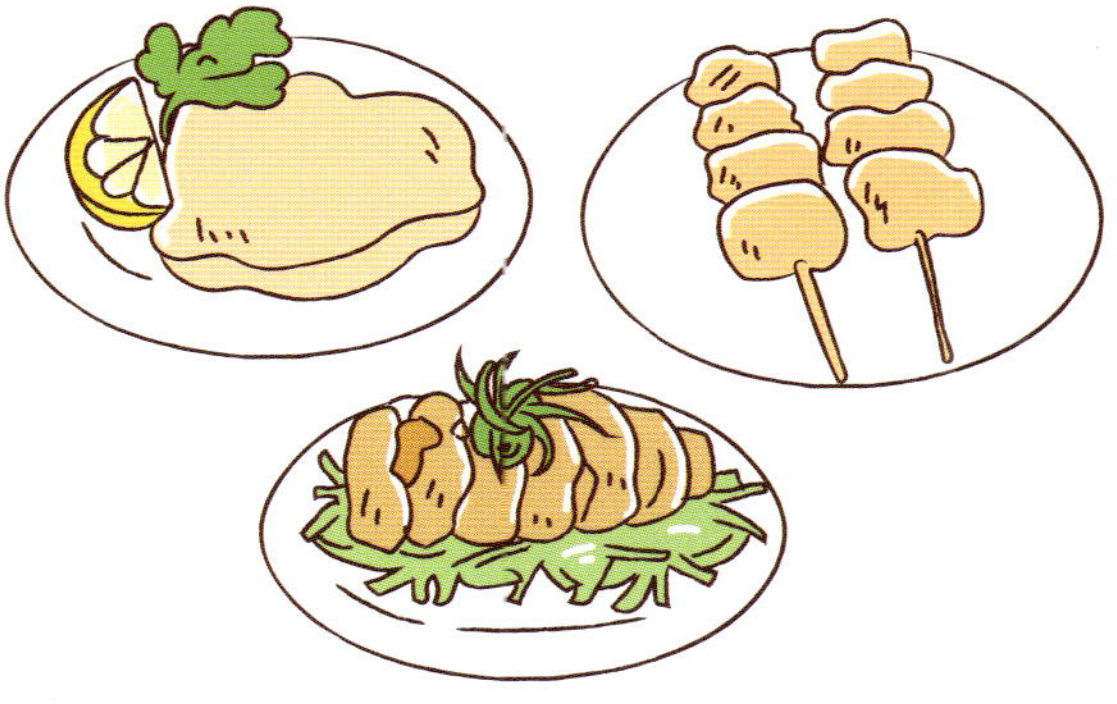

肉のメニューを選ぶとき、特にこだわりがないなら赤肉の牛肉、豚肉より白肉の「鶏肉」を選びましょう(例：チキンソテー、鶏の炭火焼き、鶏と野菜の黒酢あん、バンバンジーなど)。日常の食事では、牛・豚肉のおかずに偏らないようにして、動物性たんぱく質は魚介類、白肉の鶏肉、卵を中心に選び、植物性たんぱく質の豆・大豆製品のおかずをプラス。

5日目

まるで肉!?のような弾力。植物性たんぱく質&食物繊維の大豆ミートを使えばカレーが腸ヘルシーに！

大豆ミートはブロック、スライスなどのいろいろな形状があり、弾力のある食感で肉の代わりにさまざまな料理に活用できます。**脂質が少なく植物性たんぱく質、食物繊維が豊富**なので、カレーなど脂質が気になるメニューに使えばヘルシーに。わが家でも大豆ミートをカレーや麻婆豆腐などに使っています。

腸寿レシピ 大豆ミートのカレー

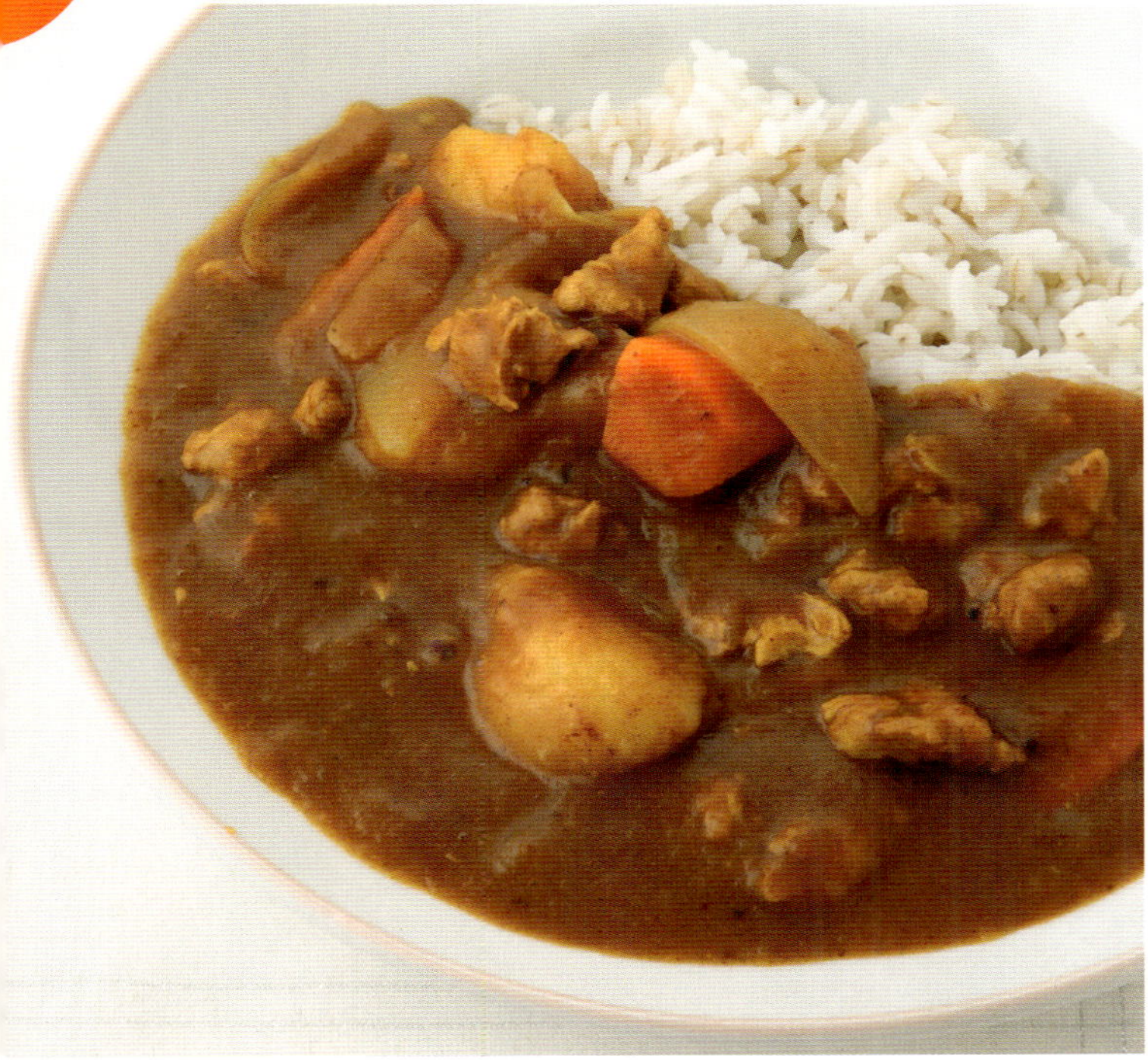

[材料（2人分）]

もち麦ごはん
…茶碗2杯分（300ｇ）
大豆ミート（ブロック
レトルトタイプ）
…1袋分（90ｇ）
玉ねぎ
…1/2個（くし形切り）
にんじん
…2/3本（乱切り）
じゃがいも…2個
（1個はすりおろし、
1個はひと口大に切る）
米油（または
オリーブ油）…大さじ1
A 小麦粉、カレー粉
…各大さじ1
ローリエ…1枚
カレールウ…50ｇ
しょうゆ…小さじ2

作り方

1. 鍋に米油（またはオリーブ油）を熱して玉ねぎを炒め、少ししんなりしたら、にんじんを加えて炒める。
2. 大豆ミートを加え、**A**をふり入れて、粉っぽさがなくなるまで炒める。
3. 水3カップ（600ml）とローリエを加え、沸騰したらアクを取り除き、切ったじゃがいもも加え、途中混ぜながら中火で30分ほど煮込む。
4. 野菜がやわらかくなったら、いったん火を止めてルウとすりおろしたじゃがいもを加えて溶かす。
5. 再び火にかけ、混ぜながら7〜8分ほど煮てしょうゆを加える。
6. もち麦ごはんを器に盛り、5をかける。

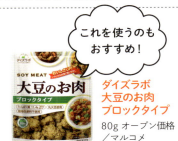

これを使うのもおすすめ！

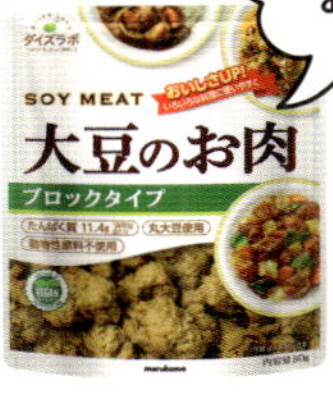

**ダイズラボ
大豆のお肉
ブロックタイプ**
80g オープン価格
／マルコメ

6日目

フレイル、病気の予防にはたんぱく質を植物性へ！ 週に1日、夕食は厚揚げや豆腐の主菜デーに

動物性の赤肉のおかずに偏らないよう、週1回は厚揚げや豆腐の植物性たんぱく質のおかずを主菜に。長寿の人が多い丹後地域では厚揚げや豆腐がよく食べられています。**油で揚げてある厚揚げは、炒めもの、焼きもの、煮ものなど満足感のある主菜**に。気楽に作れる地味うまな大豆製品のおかずでいいのです。

腸寿レシピ 厚揚げ焼き

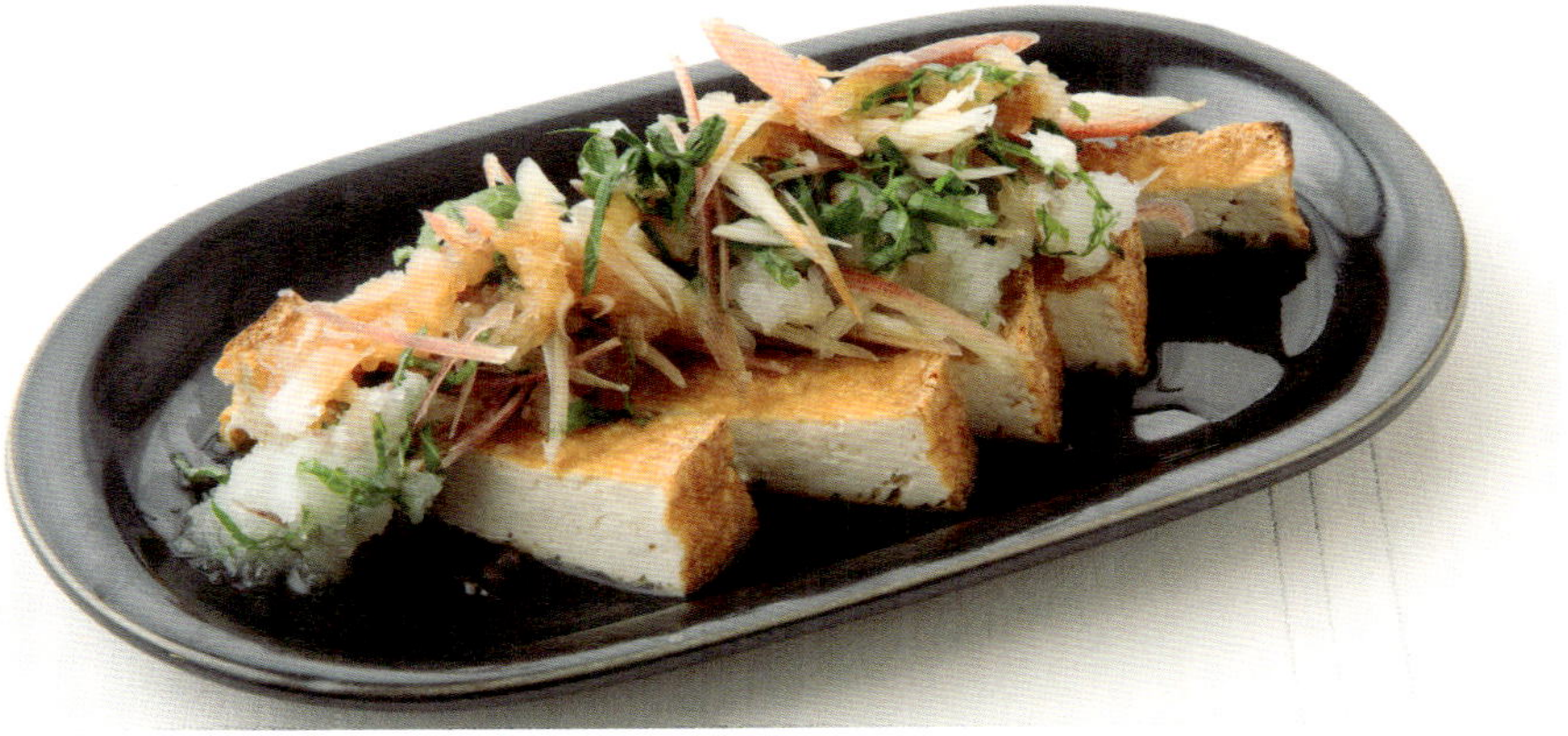

［材料（2人分）］

厚揚げ…2枚
（熱湯をかけて油抜きする）
大根おろし…120ｇ（軽く水けをきる）
大葉…4枚（せん切り）
みょうが…1個（せん切り）
ポン酢しょうゆ…大さじ2

作り方

1. 魚焼きグリル（またはオーブントースター）で、厚揚げをこんがり焼き、適当な大きさに切って、器に盛る。
2. 大根おろしに大葉とみょうがを混ぜ合わせ、1にたっぷりとのせてポン酢しょうゆをかける。

京丹後の長寿者が食べてきた 豆腐の煮もの

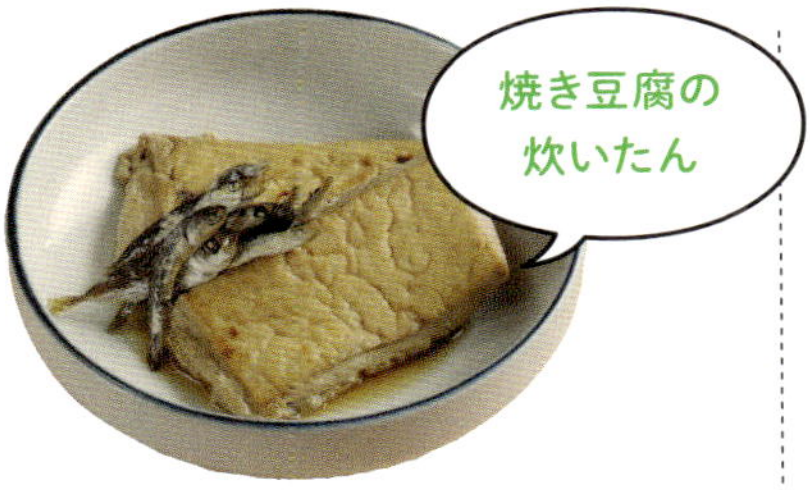
焼き豆腐の
炊いたん

水に煮干しを入れてしばらくおき、水、砂糖、酒、濃口しょうゆを入れて火にかけ、焼き豆腐を加えてじっくり煮たら、冷まします。豆腐に味がよくしみ、だしの煮干しも丸ごといただけます。

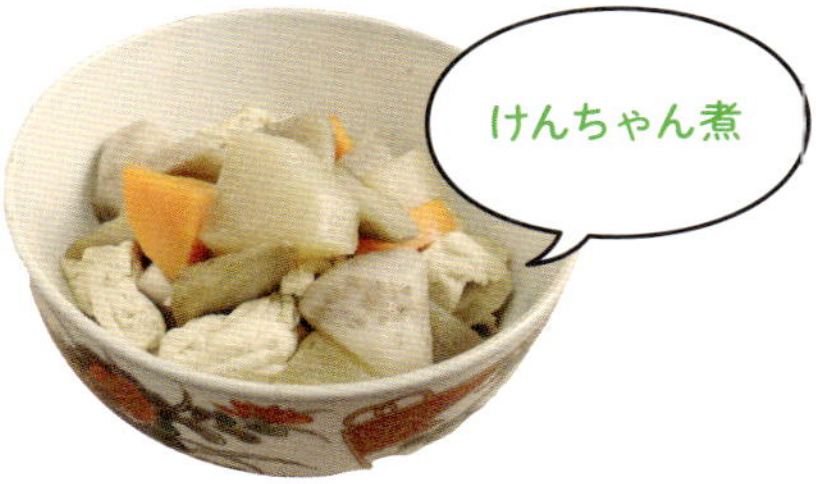
けんちゃん煮

木綿豆腐を水切りしてひと口大に切り、こんにゃく、大根、にんじん、ごぼう、里いも、油揚げの具だくさん煮ものに。大豆製品に加え、根菜、いも類も京丹後の元気なご長寿の方がよく食べています。

※画像提供／京丹後市。京丹後市のホームページ「郷土食レシピ」で作り方が紹介されています。

7日目

甘い飲料、お菓子の砂糖を減らしヨーグルト、果物を腸寿のおやつに

ここまで、たんぱく質のとり方をお伝えしてきましたが、腸内フローラを整えるには間食や飲み物のとり方にもコツがあります。**間食や飲み物で砂糖や人工甘味料をとり過ぎることは腸内フローラを乱れさせる一因に。**間食が食の楽しみという人は、腸寿のおやつを選んでみましょう。

腸寿のおやつ

☑果物

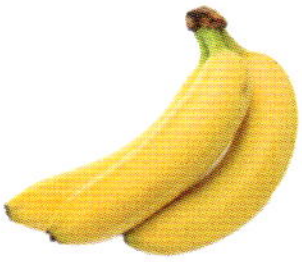

- キウイフルーツ(緑)
- バナナ
- りんご
- みかん
- いちご
- ブルーベリーなど

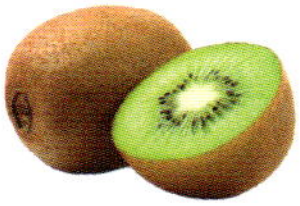

加工された果物ジュースではなく、食物繊維、ビタミンなどがとれる果物をそのまま。丹後地域では果物を毎日食べている人が多く、僕も果物が好きでよく食べています。おすすめは緑のキウイフルーツとバナナ。

☑ヨーグルト

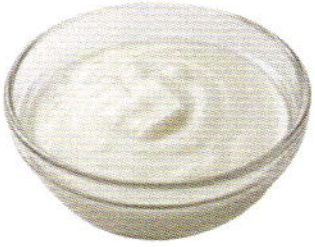

乳酸菌、ビフィズス菌入りなどいろいろな種類のヨーグルトがありますが、好みのものでOK。僕は最近、血管のしなやかさ維持に役立つヨーグルト、丸ごとの大豆を使ったSOYヨーグルトを食べています。

☑和菓子

脂質の多いクッキーやケーキなどの洋菓子より、脂質が少ない和菓子を。ただし、砂糖が多いので毎日ではなくたまのお楽しみに。

☑さつまいも

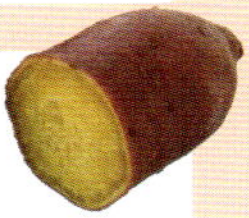

食物繊維、ビタミンC、カリウムなどがとれ、甘みがあるので満足感もあります。いものでんぷんは冷ますと食物繊維と似た働きをするレジスタントスターチになるので、ふかしいもを冷ましてから食べても。

飲み物

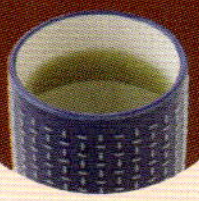

水か緑茶、コーヒー

砂糖、人工甘味料は腸内フローラを乱れさせるため、ごくごくと飲めてしまう飲料からの糖分のとり過ぎに注意してください。水分補給は水を基本にしましょう。緑茶やコーヒー(無糖)には老化を防ぐポリフェノールが含まれ、ひと休みしたいときの飲み物に。僕も緑茶やコーヒーを飲んでいます。

京丹後の長寿者が食べてきた 豆おやつ

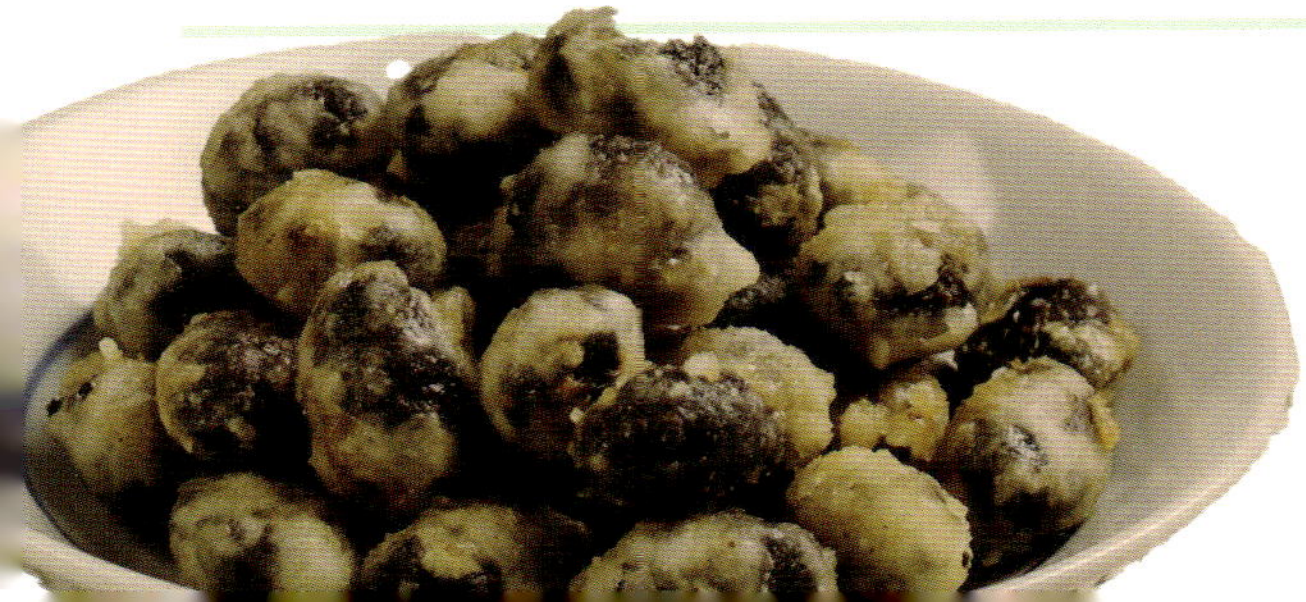

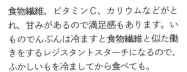

京丹後では小豆や黒豆など豆を使ったおやつが食べられています。こちらは黒豆に片栗粉をまぶして油で揚げた「花草豆」。

※画像提供／京丹後市。京丹後市のホームページ「郷土食レシピ」で作り方が紹介されています。

8日目

朝食の主食を全粒穀物にして腸が目覚める朝センイを習慣化

2週目は、おなかの酪酸菌（長寿菌）を元気にし、フレイル対策、病気の予防を助ける食物繊維を積極的にとっていきましょう。ごぼうに食物繊維が多いからといって、ごぼうばかり食べられないですよね。酪酸菌（長寿菌）のエサになる発酵性食物繊維を簡単に毎日とる方法が、**主食を全粒穀物にする**ことです。

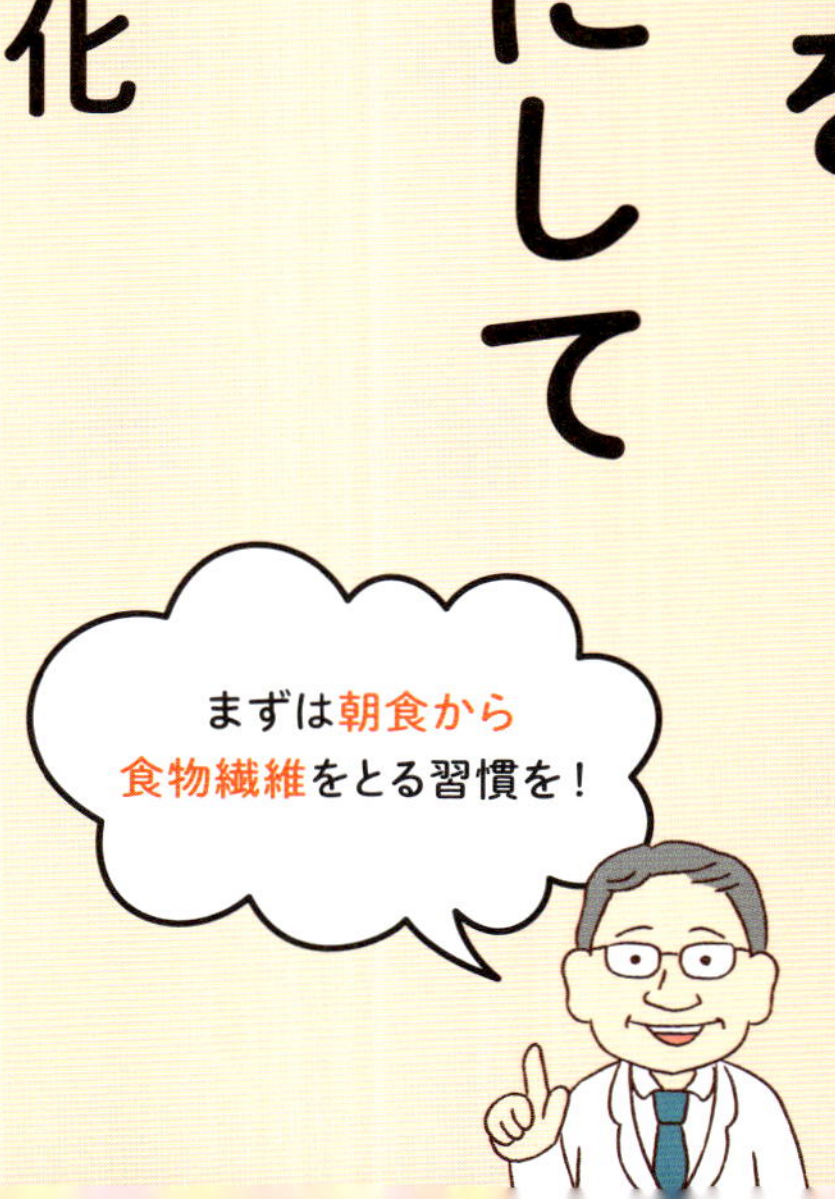
まずは朝食から
食物繊維をとる習慣を！

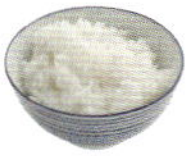

「ごはん」の場合

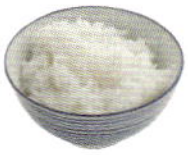

最近の玄米は、白米と同じように炊け、もちっとやわらかな食感の品種も。白米にもち麦、押麦、大麦、雑穀を混ぜてもOKです。レトルトパックもあるので好みのものを探してみてください。わが家では、玄米ごはん、雑穀ごはんなど日替わりで楽しんでいて、白米ごはんを食べるのは週1回。完全にゼロにしないことが、無理なく継続するコツです。

発芽玄米ごはん

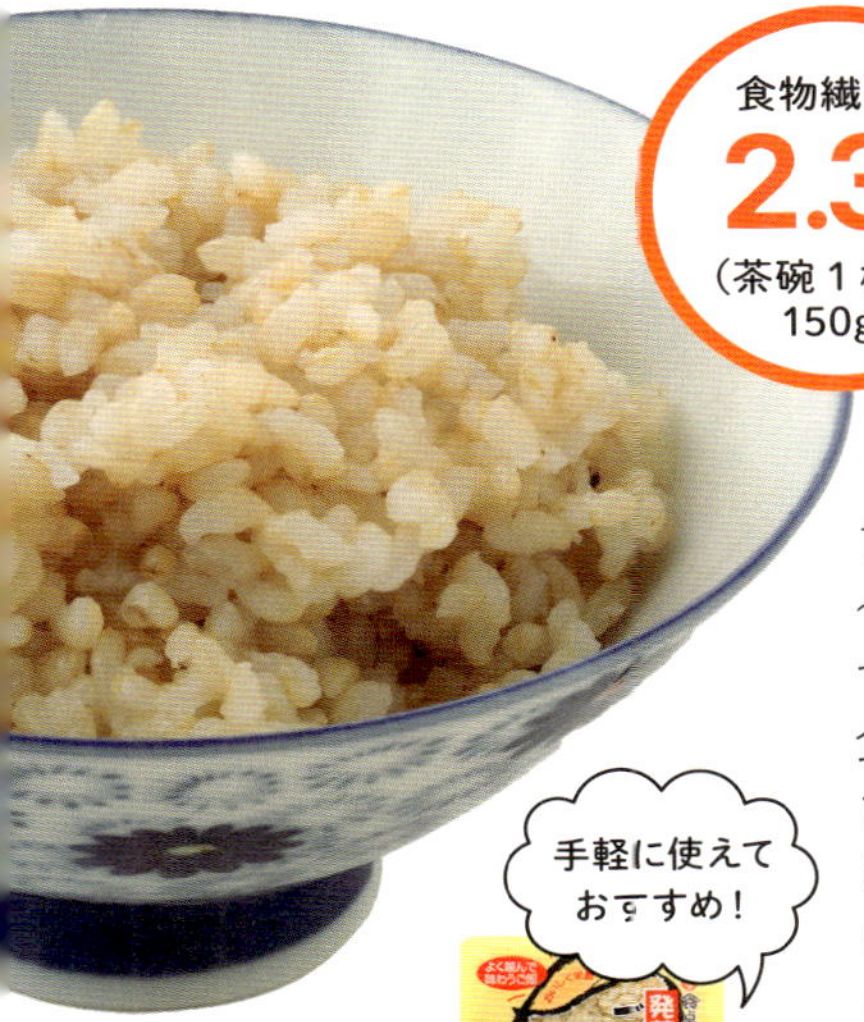

食物繊維量
2.3g
（茶碗１杯分・150g）

もち麦ごはん

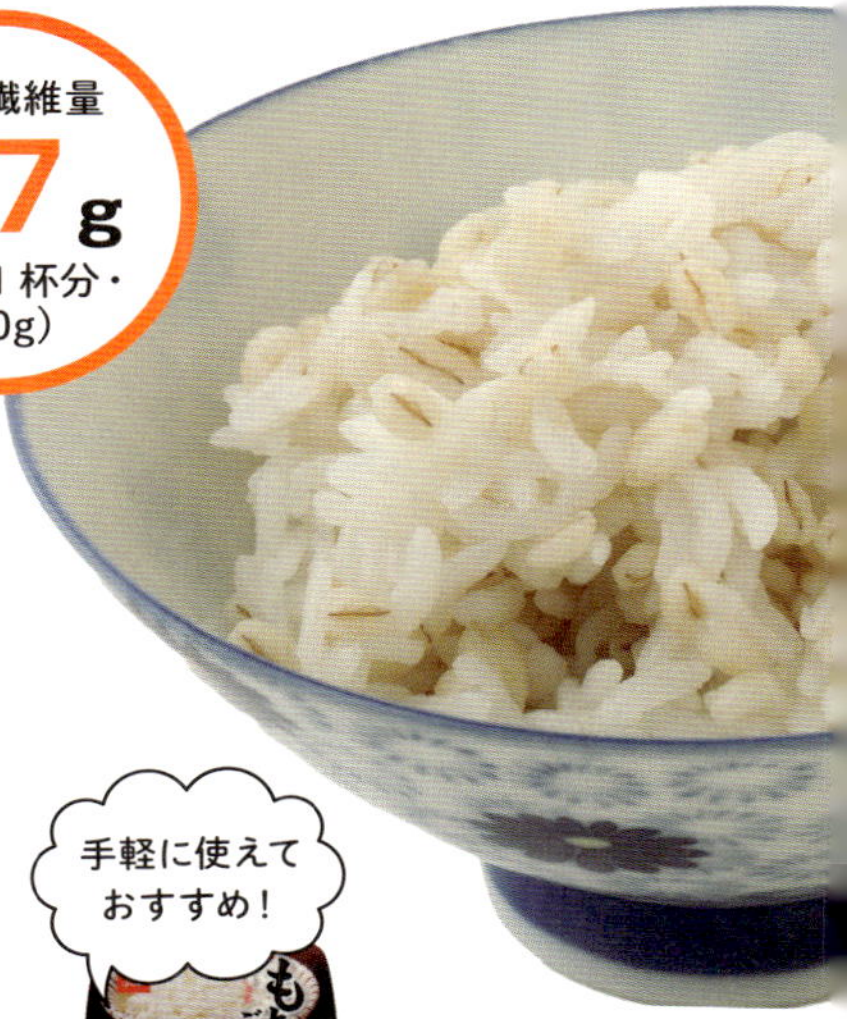

食物繊維量
2.7g
（茶碗１杯分・150g）

1食の食物繊維量は2～3ｇほどと少ないのですが、これを１日３食にすれば6～9ｇ！まず朝食で慣れてきたら、昼食や夕食の主食も全粒穀物を選んでいくと食物繊維をコンスタントにとれます。

※発芽玄米ごはん、もち麦ごはんの食物繊維量は市販のレトルトパックの食物繊維量を参考にしました。

手軽に使えておすすめ！

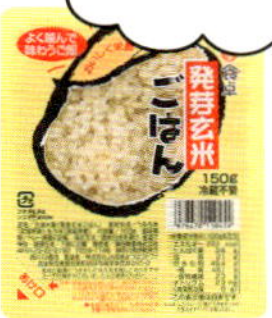

発芽玄米ごはん
150ｇ オープン価格／濱田精麦

手軽に使えておすすめ！

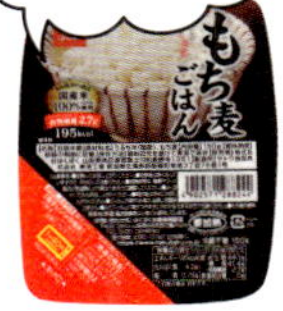

もち麦ごはん無菌パック
150g ￥187／はくばく

京丹後の長寿者が食べてきた 混ぜごはん・炊き込みごはん

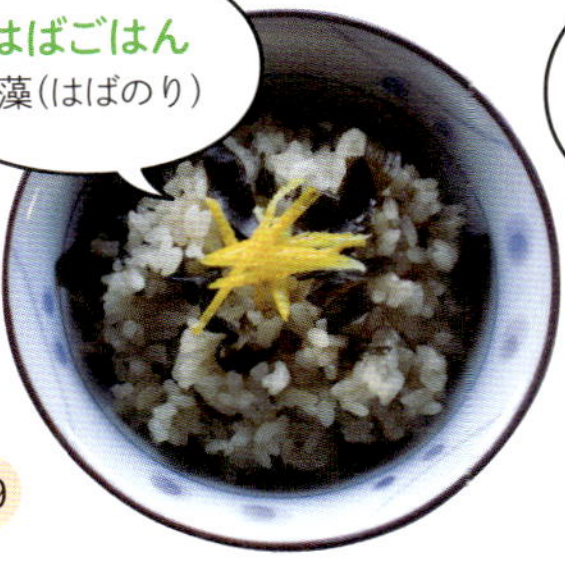

はばごはん
海藻（はばのり）

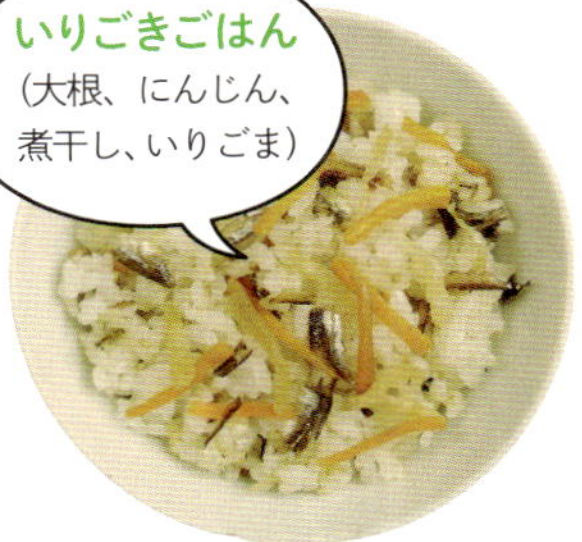

いりごきごはん
（大根、にんじん、煮干し、いりごま）

京丹後では全粒穀物の主食がよく食べられていますが、「混ぜごはん」や「炊き込みごはん」で白米に野菜、海藻などの食物繊維をプラスする工夫も。

※画像提供／京丹後市。京丹後市のホームページ「郷土食レシピ」で作り方が紹介されています。

「パン」の場合

外皮が除かれ精製された小麦の白いパンは食物繊維が少なめ。朝食がパン派という人は、全粒粉パン、ライ麦パン、ブランパンなどを選ぶと食物繊維を毎朝とりやすくなります。食感がボソボソせず口当たりがよいもの、香ばしさが楽しめるパンもあるので食べやすいものを探してみてください。わが家では、朝食がパンの日は全粒粉食パンを食べています。

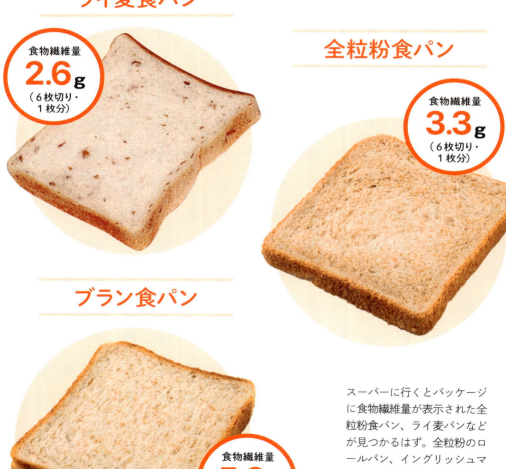

ライ麦食パン

食物繊維量
2.6g
（6枚切り・1枚分）

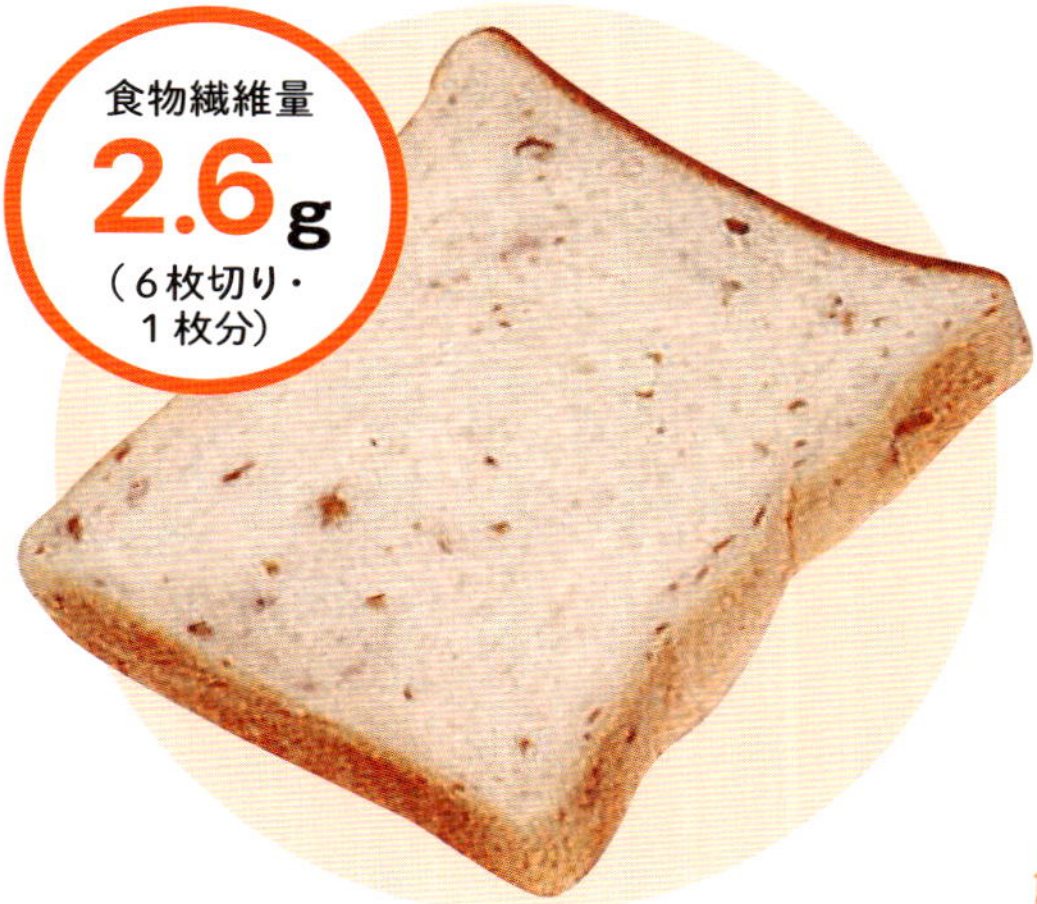

全粒粉食パン

食物繊維量
3.3g
（6枚切り・1枚分）

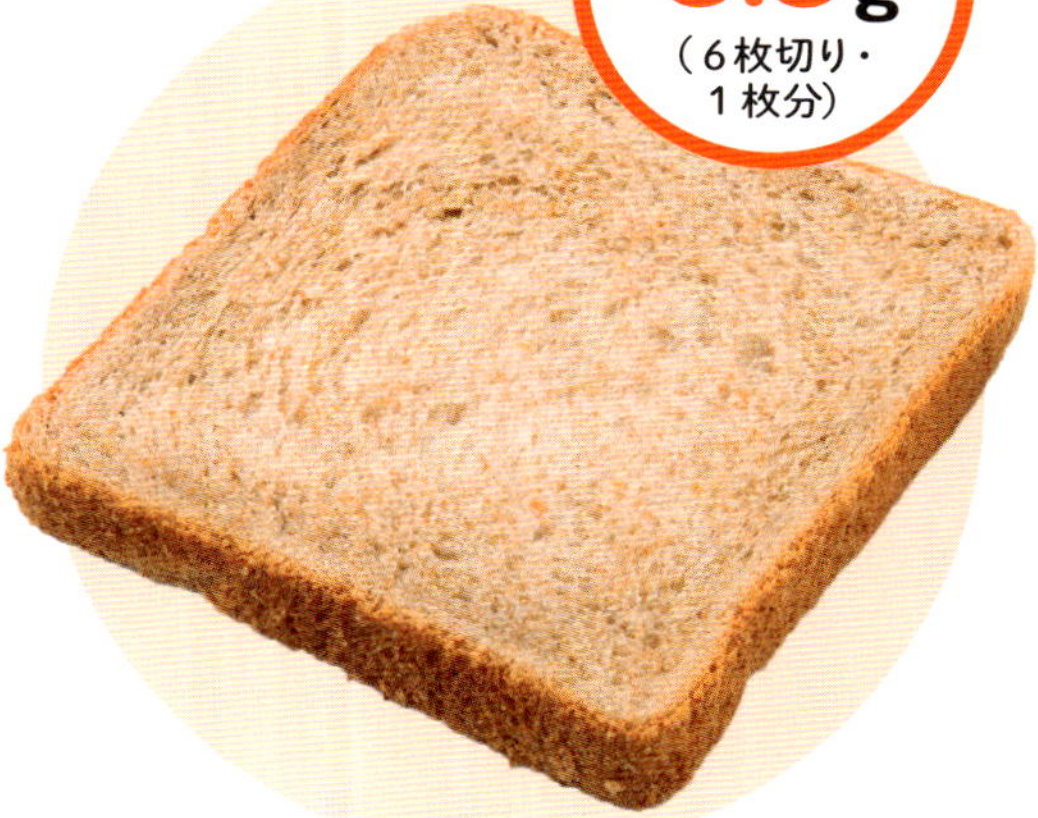

ブラン食パン

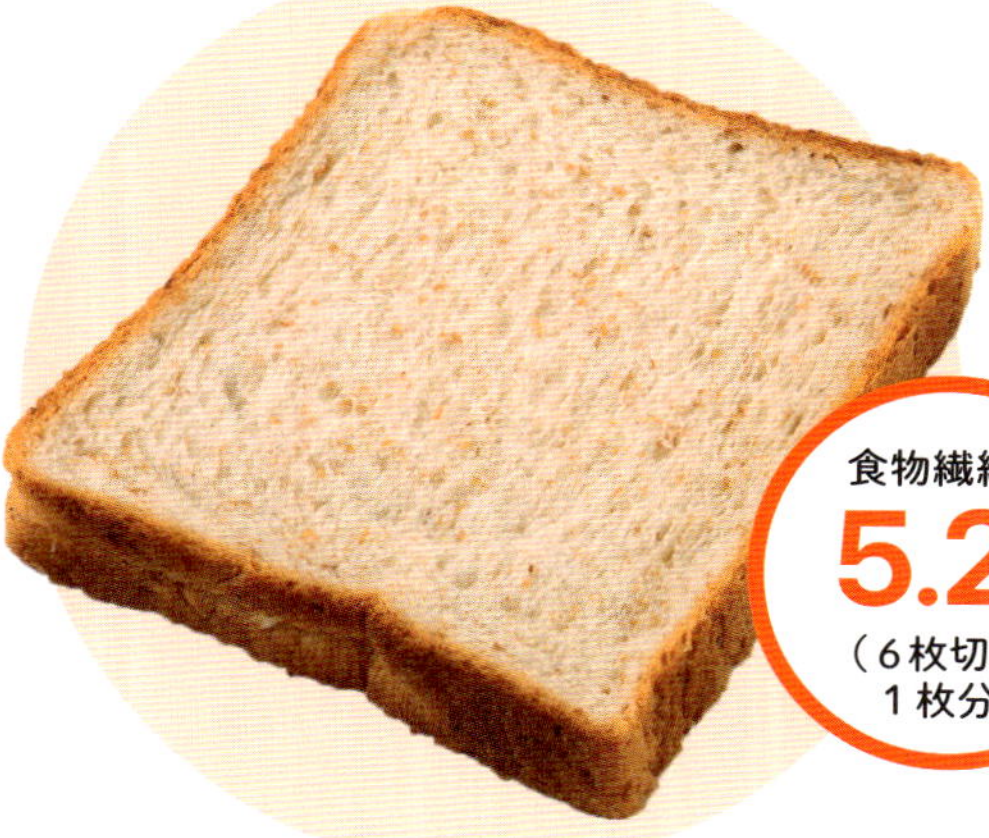

食物繊維量
5.2g
（6枚切り・1枚分）

スーパーに行くとパッケージに食物繊維量が表示された全粒粉食パン、ライ麦パンなどが見つかるはず。全粒粉のロールパン、イングリッシュマフィン、数種類の穀物が使われた雑穀パンなど食物繊維がとれるパンはいろいろ！

※上記の全粒粉、ライ麦、ブラン食パンの食物繊維量は、市販の製品を参考にしました。

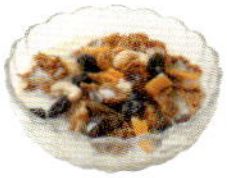

「シリアル」の場合

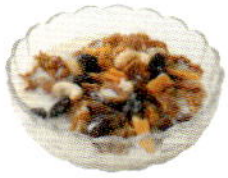

WHOの食物繊維の摂取推奨量は1日25ｇ以上ですが、欧米では朝食でシリアルを食べる習慣があるからこの量を達成できるのではないかと僕は考えています。僕もときどきシリアルを朝食にしていて、いろいろな種類を混ぜて楽しんでいます。豆乳（または牛乳）をかけるだけの簡単＆腸にもよい朝食です。

おすすめシリアル

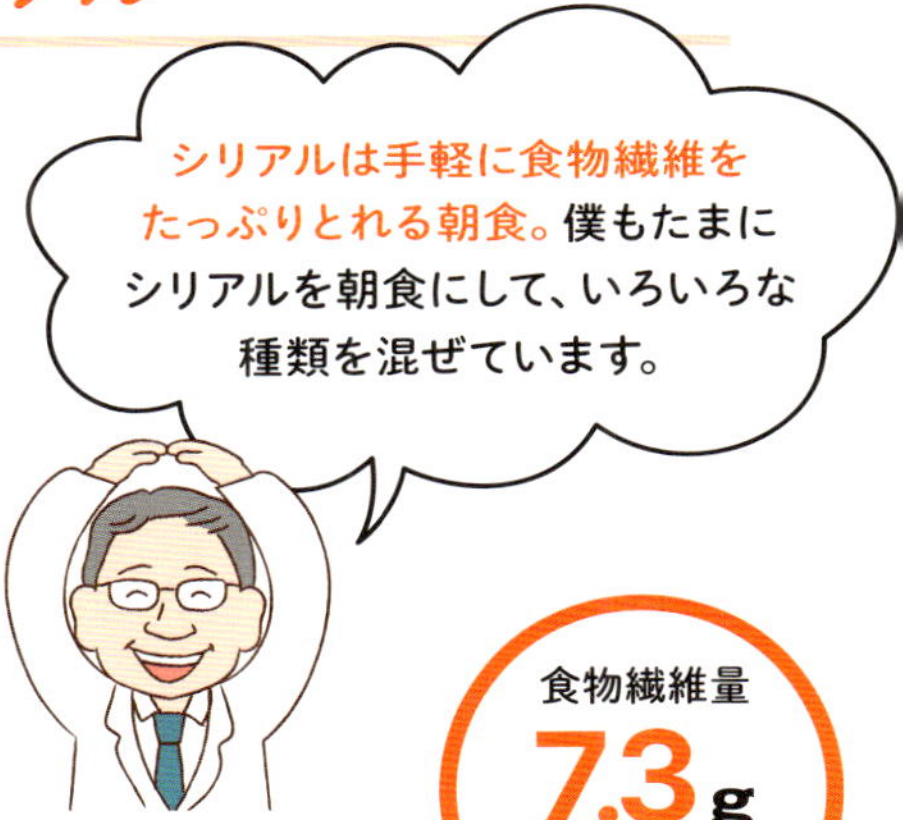
シリアルは手軽に食物繊維をたっぷりとれる朝食。僕もたまにシリアルを朝食にして、いろいろな種類を混ぜています。

食物繊維量
11.0g
（1食分・40g）

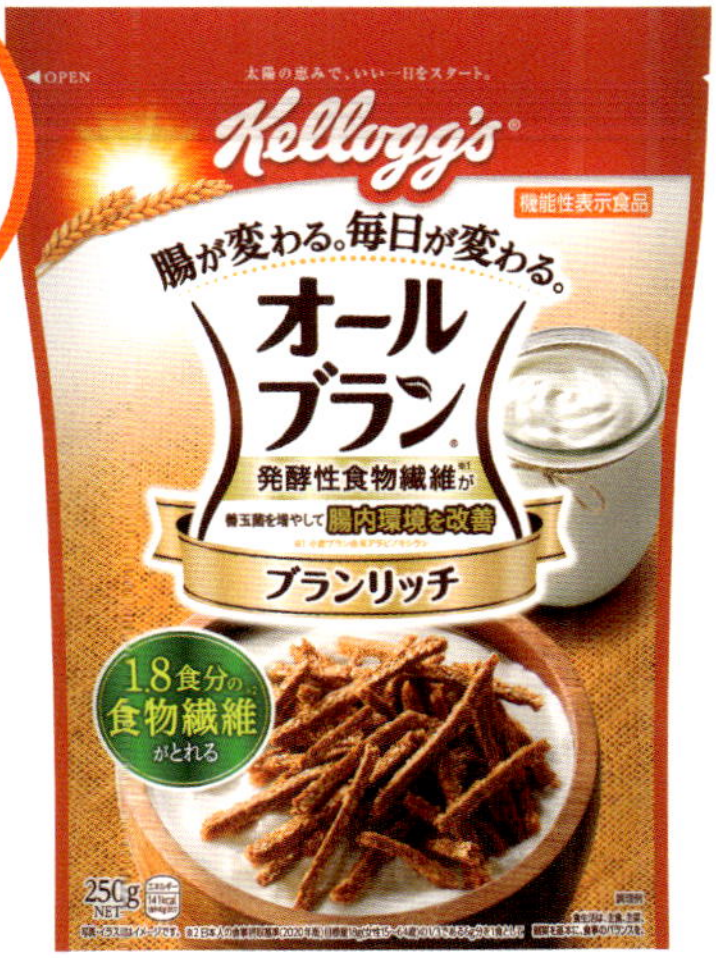
Kellogg's
機能性表示食品
腸が変わる。毎日が変わる。
オールブラン
発酵性食物繊維が
善玉菌を増やして腸内環境を改善
ブランリッチ
1.8食分の食物繊維がとれる
250g

オールブラン ブランリッチ

250g オープン価格／日本ケロッグ

小麦ブラン由来の発酵性食物繊維がたっぷり。ファイバースティック形状でヨーグルト、サラダ、カレーなどのちょい足しにも活躍！

食物繊維量
8.3g
（1食分・60g）

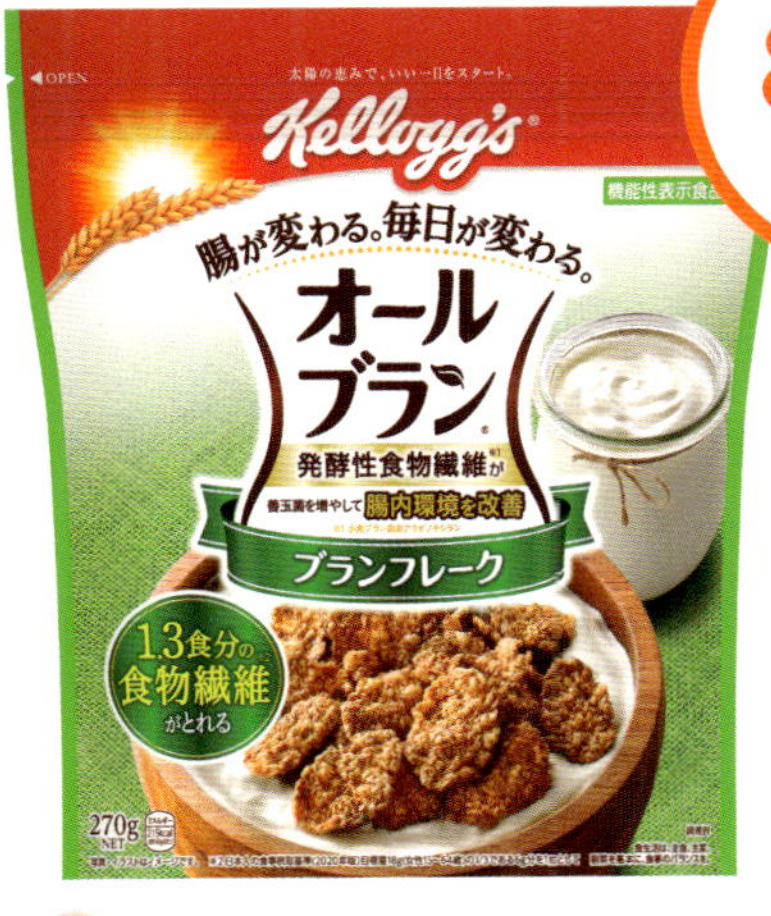
Kellogg's
腸が変わる。毎日が変わる。
オールブラン
発酵性食物繊維が
善玉菌を増やして腸内環境を改善
ブランフレーク
1.3食分の食物繊維がとれる
270g

オールブラン ブランフレーク

270g オープン価格／日本ケロッグ

発酵性食物繊維がとれる小麦ブランを食べやすいフレークに。ざくざく食感、ほどよい甘みのあるシリアルが好みの人におすすめ。

食物繊維量
7.3g
（1食分・40g）

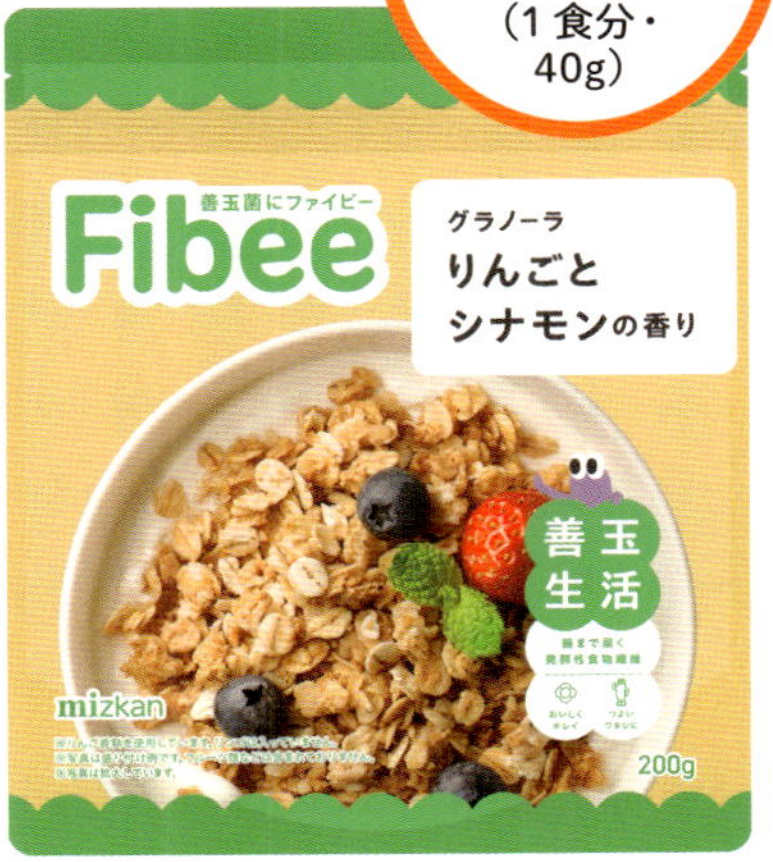
善玉菌にファイビー
Fibee
グラノーラ
りんごとシナモンの香り
善玉生活
mizkan
200g

Fibee グラノーラ りんごとシナモンの香り

200g 591円／ミツカン

オーツ麦と大麦をざくっと食感に焼き上げた、やさしい甘さのオートミールグラノーラ。りんごの甘い香りとシナモンがアクセント。

9日目

根菜、きのこ、海藻、みそ…具だくさんみそ汁は健康長寿のみそ汁

植物由来の食品から多様な食物繊維をとることで、**腸から全身が若返ります。**でも朝から何品もおかずを準備するのは大変ですよね。1杯で豊富な種類の食物繊維がとれるのが具だくさんみそ汁。根菜、いも、青菜などの野菜、きのこ、海藻、麹由来の発酵食品「みそ」も腸を元気にします。みそは減塩タイプが◯。

腸寿レシピ 朝センイの献立例

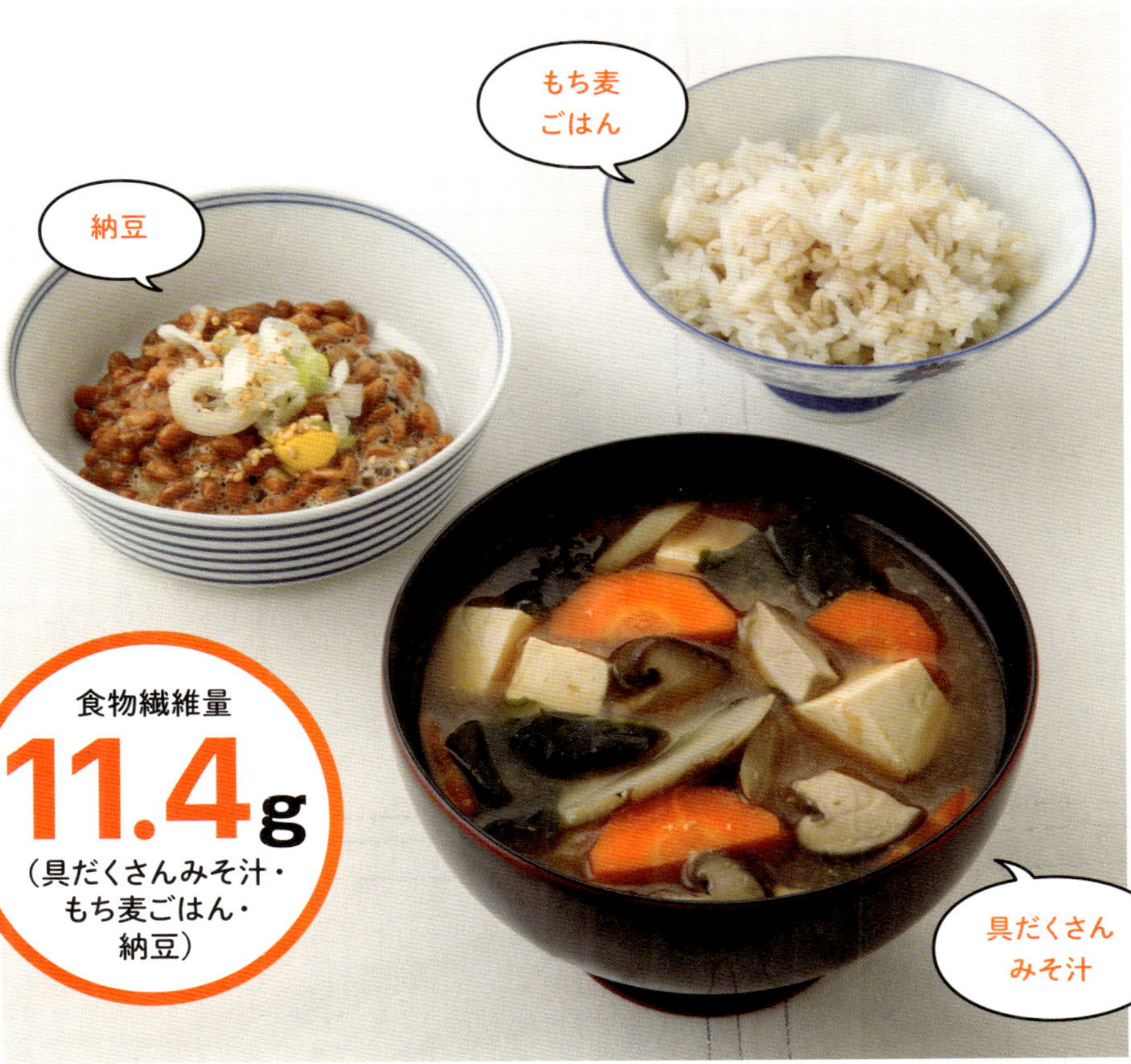
もち麦
ごはん
納豆
具だくさん
みそ汁

食物繊維量
11.4g
（具だくさんみそ汁・もち麦ごはん・納豆）

具だくさんみそ汁

［材料（2人分）］
ごぼう…60g（斜め切り）
にんじん…30g（半月切り）
生しいたけ…3枚（4等分に切る）
カットわかめ…2g
木綿豆腐（ひと口大に切る）…100g
A｜だし汁2と1/2カップ・酒…大さじ1
みそ（減塩タイプ）…大さじ2

作り方
1. 鍋にごぼう、にんじん、しいたけ、Aを入れて火にかける。
2. 沸騰したらアクを取り除き、中火で10～15分ほど煮る。
3. 野菜がやわらかくなったら、わかめ、豆腐を加えて混ぜ、みそを溶き入れる。

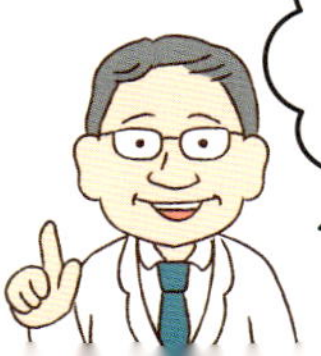
みそ汁だけで
食物繊維が
5.3gも！

10日目

じつは食物繊維ちょっぴりの葉野菜のサラダ。豆、海藻をトッピングすれば食物繊維をさっと足せる！

レタス、キャベツ、水菜など葉野菜のサラダは食物繊維が少ないのですが、**サラダ豆や蒸し大豆、海藻などをサラダにのせれば食物繊維を手軽にプラス**できます。野菜で食物繊維をとるなら、温野菜サラダの根菜（ごぼう、にんじん、れんこん）、じゃがいも、さつまいも、かぼちゃ、ブロッコリーも○。

サラダ豆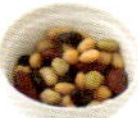を(20g)のせるだけで！

いつもの野菜サラダに…

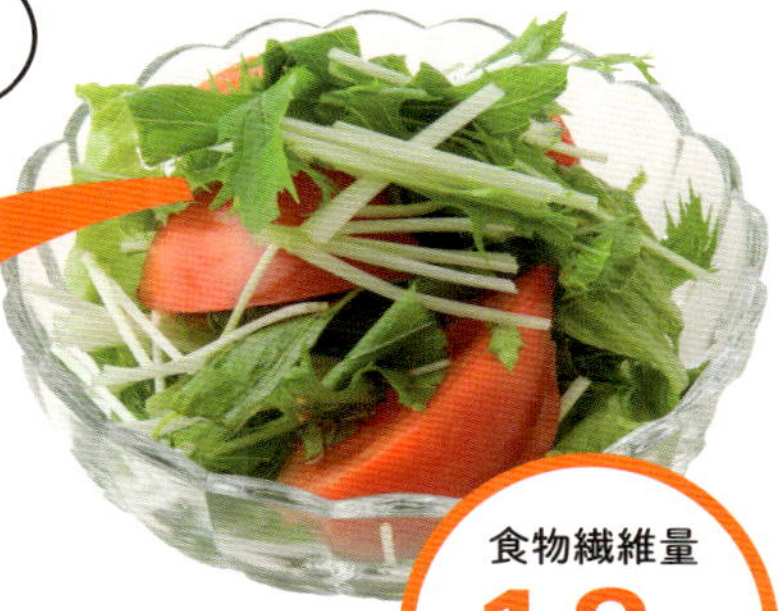

レタス…2枚
水菜…20g
トマト…1/2個

食物繊維量
1.8g
(野菜のみ)

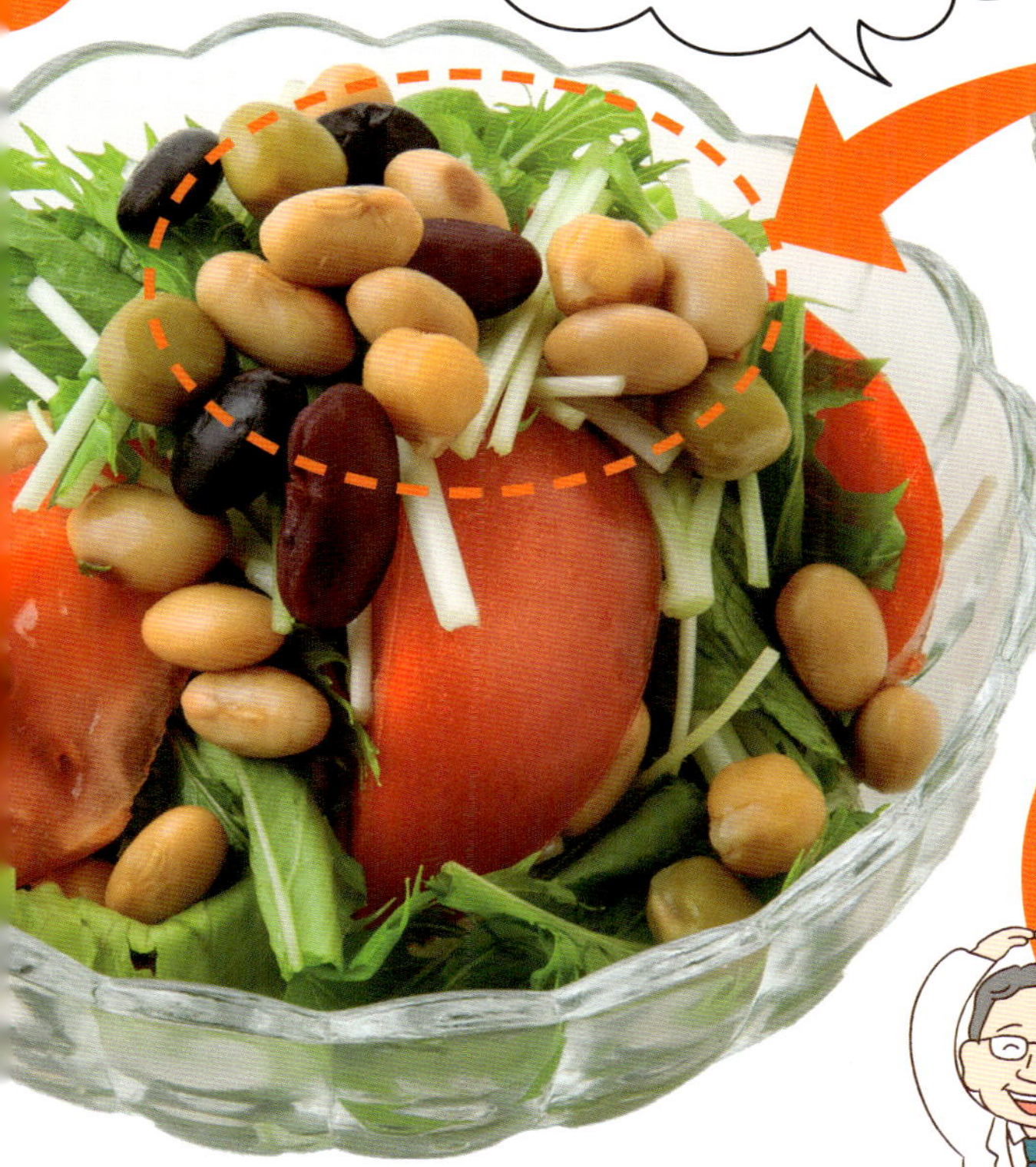

食物繊維量
3.7g
(野菜＋サラダ豆)

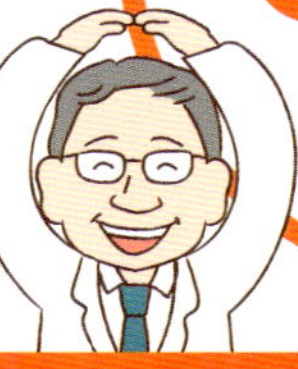

サラダに食物繊維を足せる食品

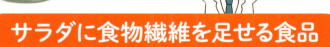

小麦ブランシリアル

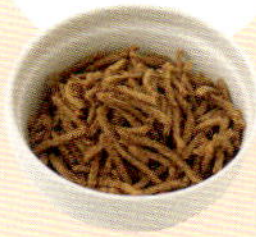

オクラ

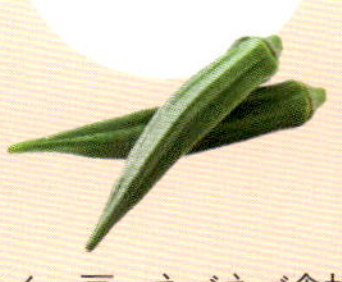

ゆでたもち麦、キヌア

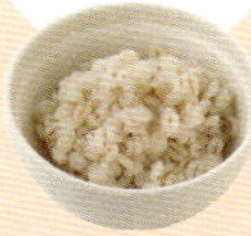

海藻
(わかめ、ひじき、寒天、のり、海藻サラダ)

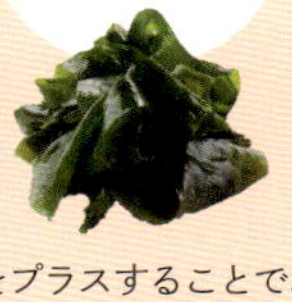

コーン

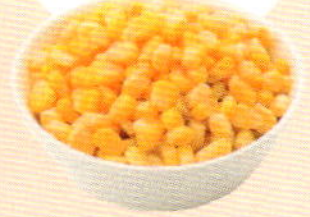

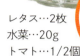

葉野菜だけではなく、豆、ネバネバ食材のオクラ、海藻などをプラスすることでおなかが喜ぶサラダに。小麦ブランシリアル、ゆでたもち麦などもサラダに合わせられます。冷凍の刻みオクラ、コーン、むき枝豆、乾物のカットわかめなども保存しておくと手軽に使えて便利です。

11日目

朝、とにかく調理に手間をかけたくないなら食物繊維たっぷりのバナナ豆乳スムージーに

食物繊維をとる方法として全粒穀物の主食、具だくさんのみそ汁や豆のサラダなどを紹介しましたが、慌ただしい朝に準備するのが手間という人もいるのではないでしょうか。それなら、バナナと豆乳を使ったスムージーが簡単。**僕が毎朝飲んでいるスペシャルスムージー**のレシピを公開します！

腸寿レシピ スペシャルスムージー

バナナは発酵性食物繊維がとれる果物。わが家ではバナナが安いときに買って皮をむいた状態で冷凍してあり、スムージーに使っています。豆乳、はちみつに含まれるオリゴ糖も腸内細菌のエサに。粉末の水溶性食物繊維（グァー豆食物繊維）も入れています。

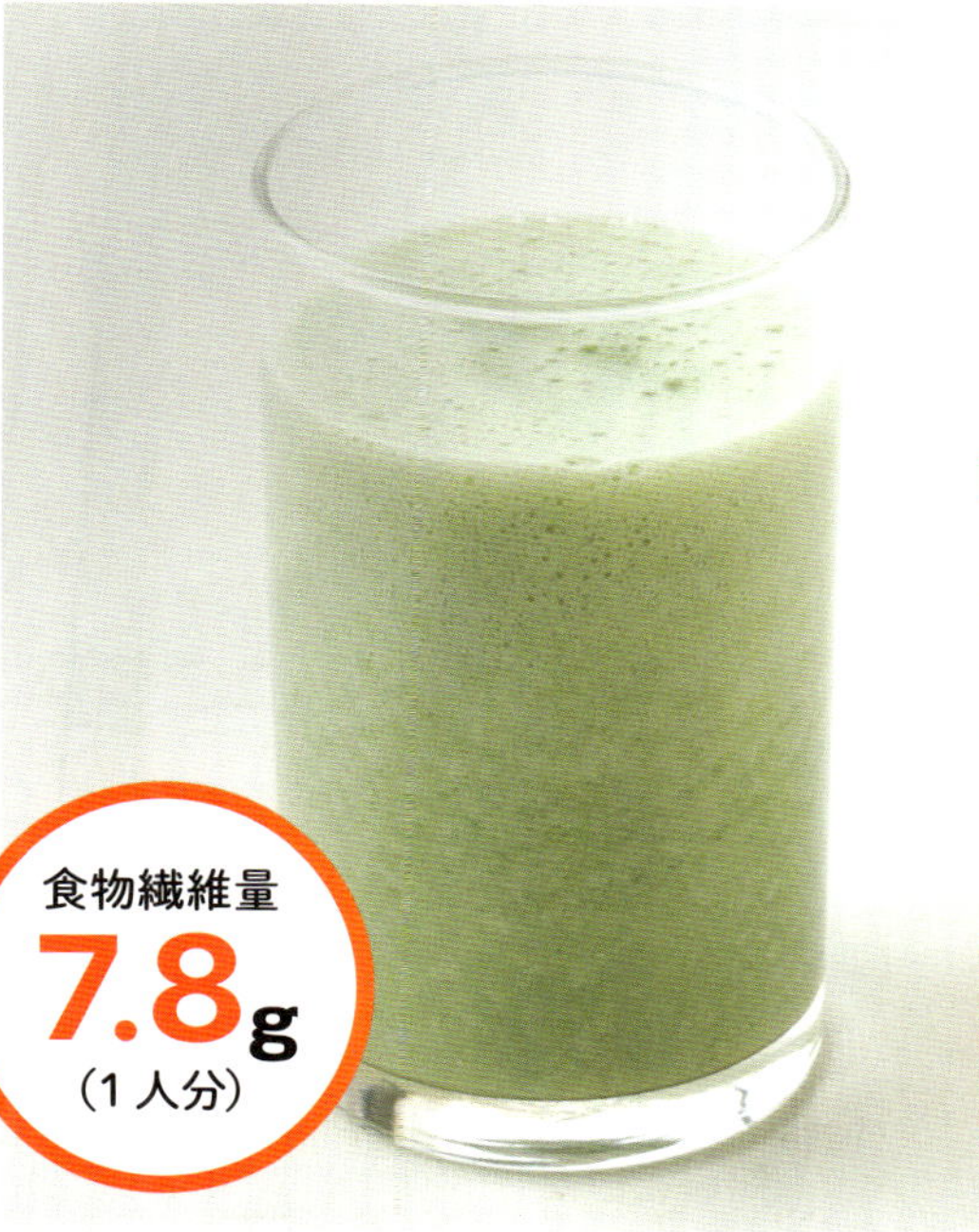

食物繊維量
7.8g
（1人分）

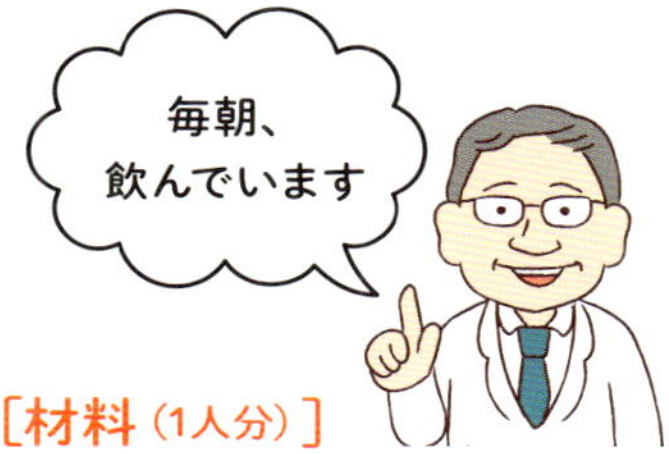

［材料（1人分）］
バナナ…1本
豆乳（無調整）…200ml
緑茶青汁粉末…大さじ1
はちみつ（またはオリゴ糖）…適量
粉末の水溶性食物繊維…6g
※好みできな粉を加えてもOK。

作り方
バナナは皮をむいてひと口大にちぎり、その他のすべての材料をミキサーに入れて撹拌する。

飲み過ぎ注意な⚠飲み物

- ⚠果物（りんご、オレンジなど）ジュース
- ⚠砂糖入りのコーヒー
- ⚠ビタミン入りの飲料
- ⚠スポーツ飲料
- ⚠ダイエット飲料

野菜や果物を絞って加熱処理された飲料は食物繊維が少なくなっています。また、スポーツ飲料、人工甘味料が使われたダイエット飲料をごくごく飲んでとり過ぎることで、腸内フローラを悪化させる場合も。加工された飲料より、そのままの果物や野菜を使った手作りのスムージーがおすすめです。

12日目

レジスタントスターチのおにぎりは手軽でおいしくてじつは腸にもよい軽食

ごはんは冷めると、**でんぷんの一部がレジスタントスターチになり、大腸に届いて有用菌のエサ**になります（レジスタントスターチは発酵性食物繊維の一種）。つまり、ごはんが冷めた状態で食べる日本の「おにぎり」は、腸が喜ぶ優秀な軽食なのです。もち麦や玄米入りを選べば、なおよしです。

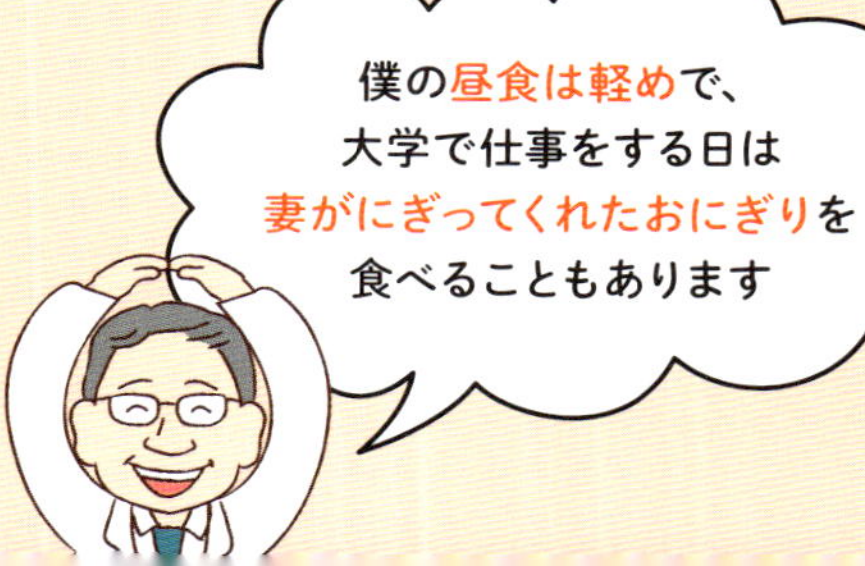
僕の昼食は軽めで、
大学で仕事をする日は
妻がにぎってくれたおにぎりを
食べることもあります

食物繊維がとれるおにぎりはコンビニでも買える

もち麦入りさけわかめのおにぎり

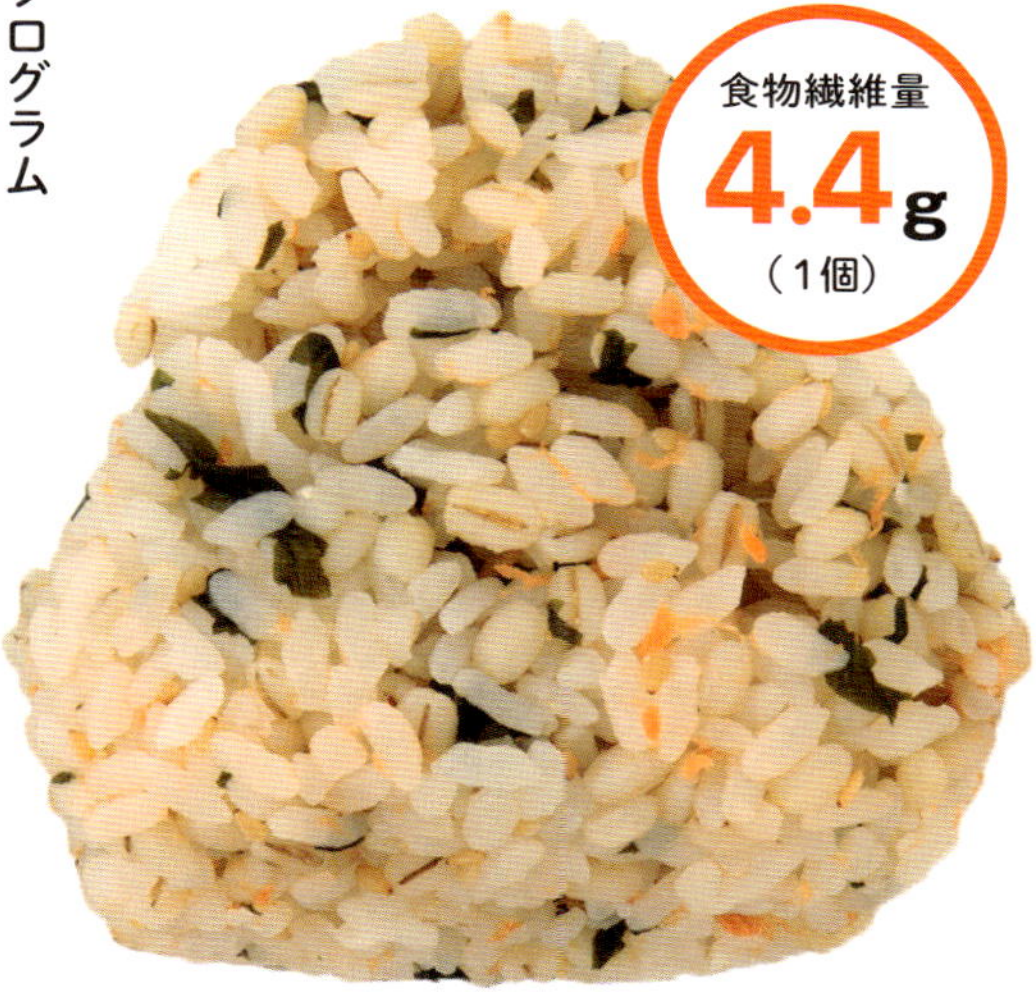
食物繊維量
4.4g
（1個）

もち麦入り枝豆と塩昆布のおにぎり

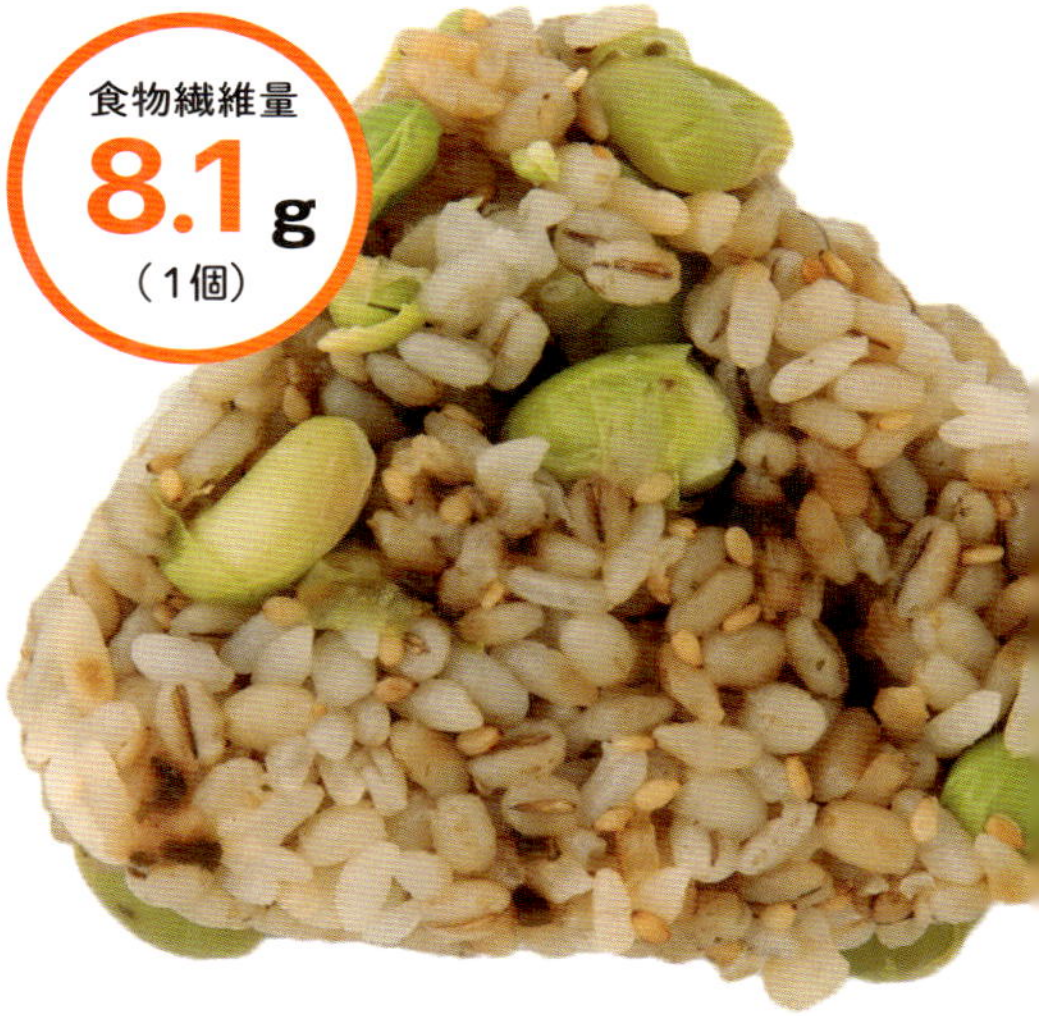
食物繊維量
8.1g
（1個）

今はコンビニにも、もち麦や玄米のおにぎりが売られています。おにぎりの具は、その日に食べたいものを選んでＯＫ。食物繊維をプラスしたい場合は、もち麦のおにぎりに。白米ごはんでも冷めることで一部がレジスタントスターチになります。

※上のもち麦入りおにぎりの食物繊維量は、市販のコンビニおにぎりの表記を参考にしました。商品によって食物繊維量は異なります。

発酵性食物繊維の一種

レジスタントスターチとは？

- おにぎり
- 冷製パスタ
- ポテトサラダ
- お寿司
- 冷えた煮豆
- バナナ

など

ごはん、麺、パン、豆、いもなどを加熱調理して冷ますと、でんぷんの一部がレジスタントスターチ（難消化性でんぷん）に変化。レジスタントスターチは血糖値の上昇を抑制、大腸に運ばれて有用菌のエサになり、腸内フローラを整えます。

13日目

作り置きできる和のおかずは多様な食物繊維をこまめにとれる腸寿の常備菜

おなかにはさまざまな種類の腸内細菌がすみ、助け合って働いています。多様な腸内フローラにするには、植物由来の多様な食品からさまざまな種類の食物繊維をとることがカギに。食事のたびに何品も準備するのは大変なので、**豆、海藻、根菜、いも類などを使った和の常備菜**を活用してください。

ストックしておけば多様な食物繊維のおかずがすぐ食卓へ

ひとつの食品から食物繊維をとろうと“ばっかり食べ”するのではなく、小皿にいろいろなおかずを盛って少しずつ食べるのが理想。じつは、下のような日本の昔ながらのおかずは、豆や根菜、いもなど食物繊維が豊富なのです。

ひじき煮

ひじき、
にんじん、
大豆、
油揚げなど

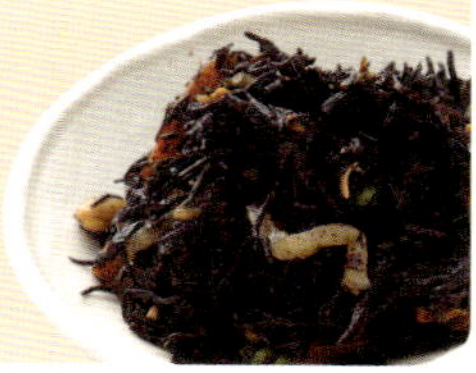

根菜のきんぴら

ごぼう、
にんじん、
れんこんなど

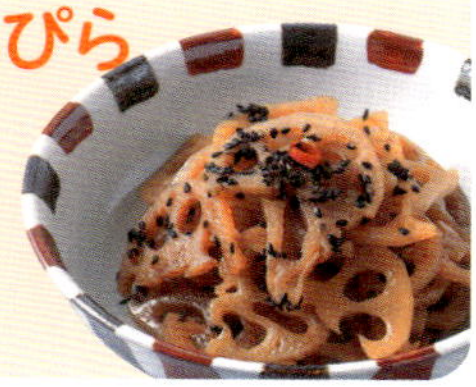

五目豆

大豆、にんじん、
昆布、
こんにゃくなど

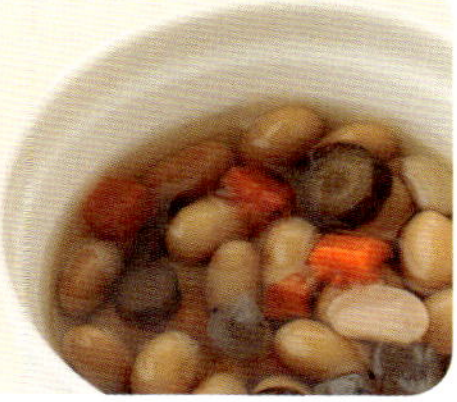

切干大根の煮物

切干大根、
にんじん、
油揚げなど

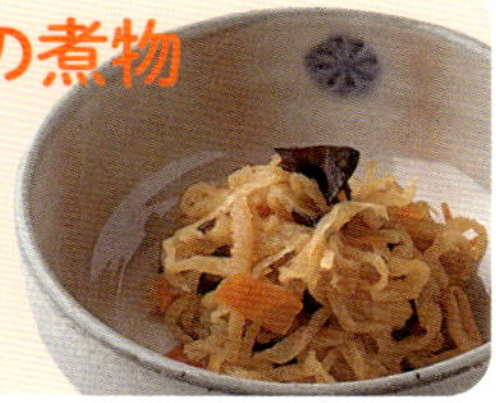

卯の花

おから、しいたけ、
にんじん、油揚げ
など

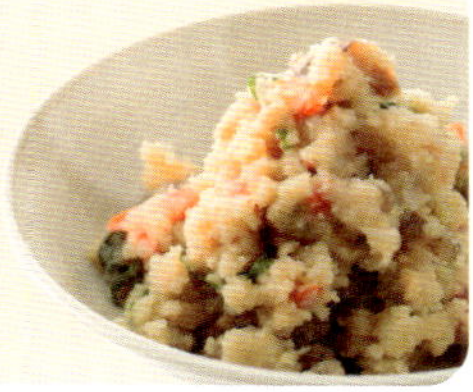

筑前煮

鶏肉、れんこん、
にんじん、しいたけ、
こんにゃく、ごぼう、
里いもなど

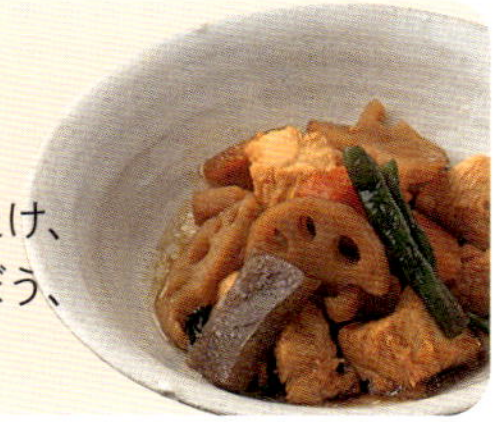

京丹後の長寿者が食べてきた 海藻の常備菜

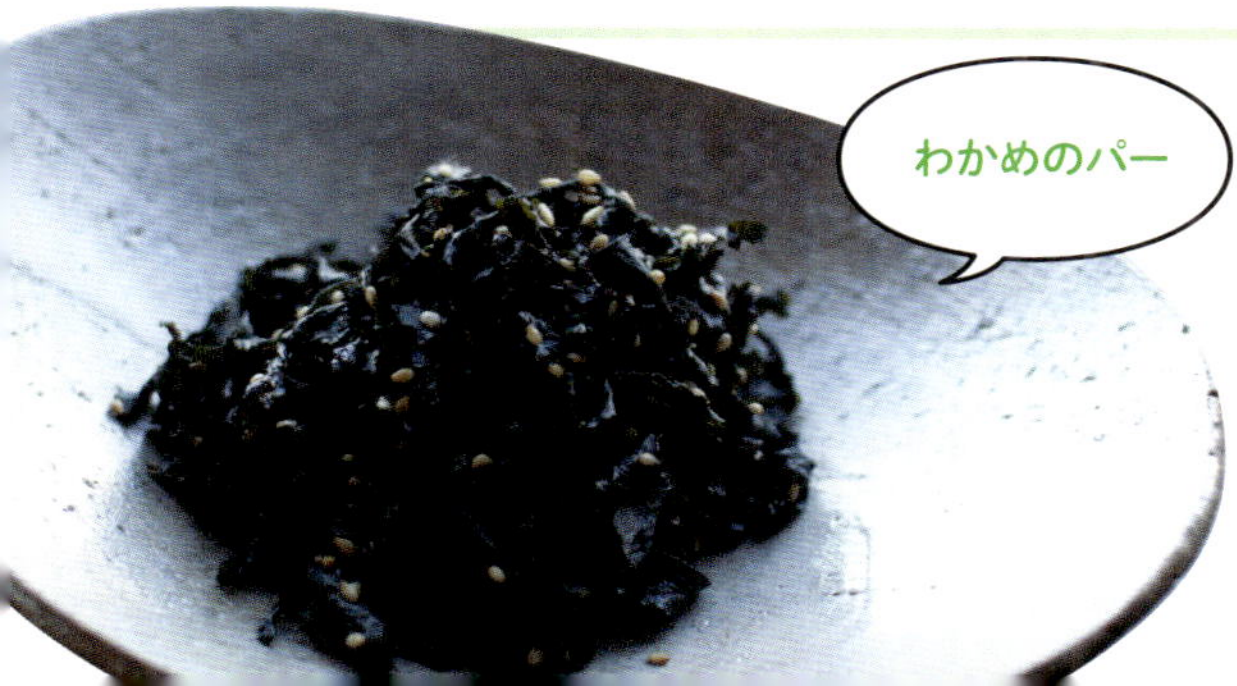

わかめのパー

板わかめを細かく切り、濃口しょうゆ、酒、みりん、砂糖で炒め煮にし、ごはんのふりかけに。京丹後のご長寿の方は、常備菜から食物繊維を毎日手軽にとる工夫もされています。

※画像提供／京丹後市。京丹後市のホームページ「郷土食レシピ」に作り方が紹介されています。

14日目

塩分が多めの麺類は野菜、海藻、きのこの具で食物繊維とカリウムをとり塩分を排出

塩分のとり過ぎは、腸内フローラを乱れさせて血圧が下がりにくくなる原因に。特に塩分が多いのがラーメン、うどん、そばなどの麺類。手軽なのでよく食べている人もいるのではないでしょうか。**スープの味を薄めにする、スープを残すなど減塩に加え、塩分を排出する食物繊維、カリウムをとれる具を足すと◯。**

1日の食塩摂取量の目標

「日本人の食事摂取基準（2020年版）」（厚生労働省）の食塩の摂取目標量

成人1人1日当たり 【男性】7.5g未満 【女性】6.5g未満

※高血圧、および慢性腎臓病（CKD）の重症化予防のための食塩摂取量は男女とも6.0g/日未満。

塩分の多い麺メニューは…

減塩のためにできること

- ☑ スープを薄めにして調整
- ☑ スープは2～3口飲んで残す

塩分排出

- ☑ 具をたっぷりのせる

うどん・そば
- わかめ
- めかぶ
- なめこ
- とろろ
- のり
- オクラ
- ねぎ

など

ラーメン
- わかめ
- のり
- ねぎ
- もやし
- 青菜
- メンマ
- コーン

など

その他、減塩のコツ

- ☑ みそ、しょうゆ、ソースなど調味料は減塩タイプを選ぶ
- ☑ だし（かつお節、昆布、煮干し）のうま味をきかせる
- ☑ 酢、レモン汁の酸味で味を引き立たせる
- ☑ スパイス類でアクセントをつける

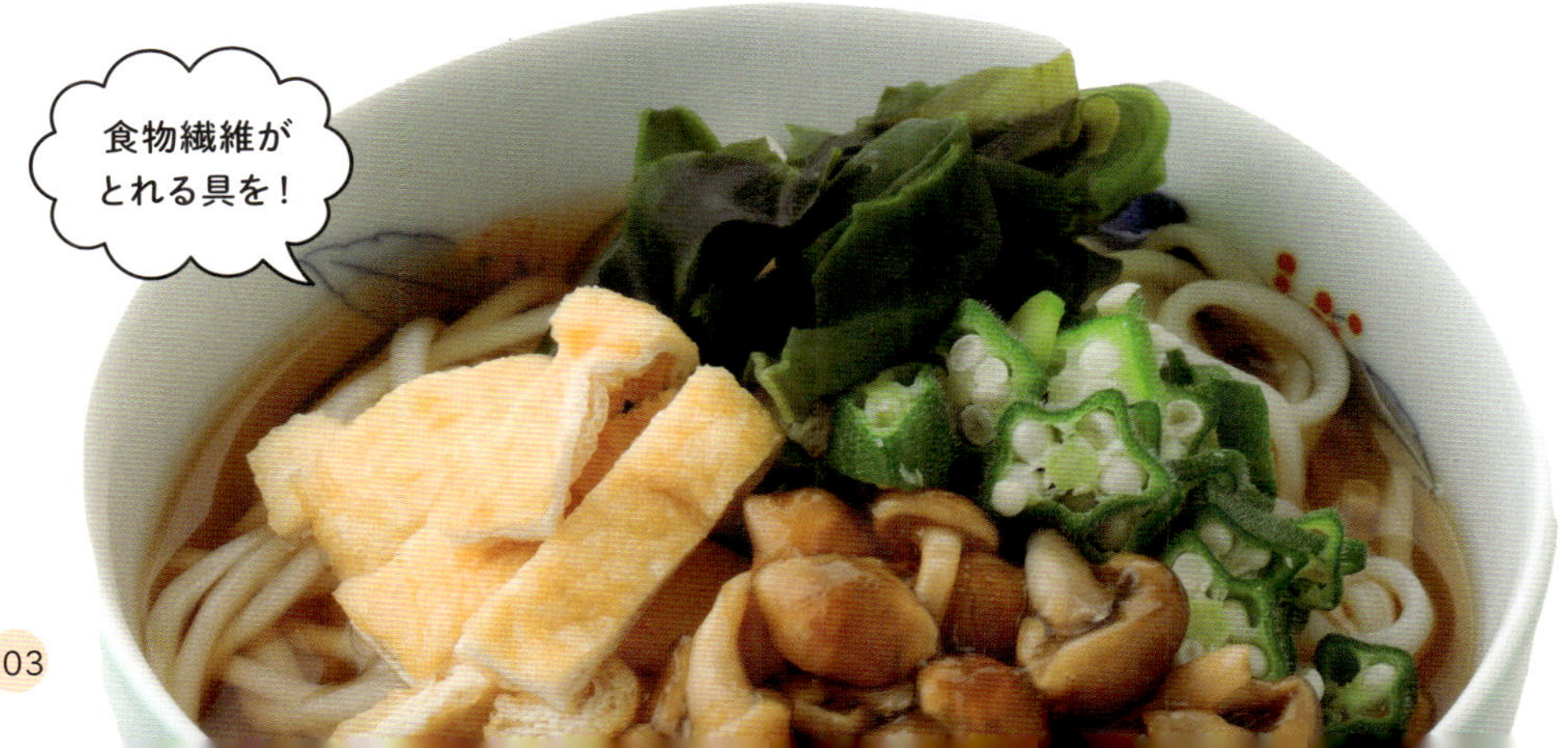

腸寿食2週間プログラムを終えて…
継続のやる気を上げる！
Dr.内藤の 応援メッセージ

2週間の腸寿食プログラムを実践してみていかがでしたか？快便でおなかの調子がよくなってきたなら、腸内フローラが改善してきたというサイン。ここから動物性脂肪、砂糖、塩分に偏った食生活に戻ってしまうと腸内フローラも戻ってしまいます。さらに2か月間、腸寿食を続けて酪酸菌（長寿菌）が元気に働ける腸内フローラを安定させましょう。

酪酸菌や酪酸の働きをおもに紹介してきましたが、日本人の腸内にはビフィズス菌など多様な有用菌がすんでいて、助け合いながらヒトにはつくれない「代謝物」をつくり、免疫系、代謝系、神経系などを介して全身の健康を支えてくれま

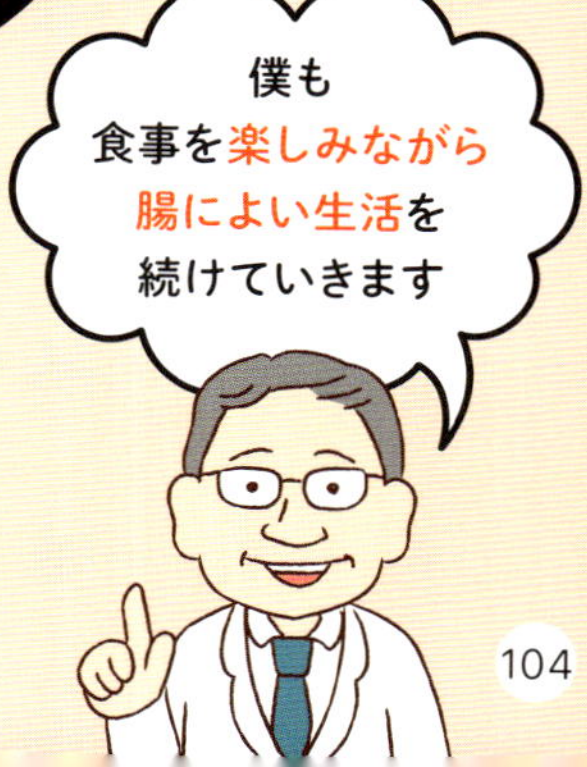
僕も
食事を楽しみながら
腸によい生活を
続けていきます

す。ヒトと腸内細菌は共生関係を築いているのです。

これからも、おなかの中にいる腸内細菌が喜ぶ腸寿食を続けていきましょう！

腸内細菌が全身を健康にする代謝物をつくってくれる

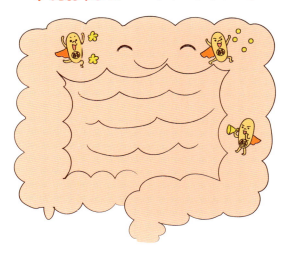

短鎖脂肪酸	酪酸	大腸のエネルギー源、腸管のバリア機能を維持、抗炎症作用、筋肉の萎縮を抑制、骨の形成を促進、血糖値の抑制。
短鎖脂肪酸	酢酸	腸の上皮細胞の傷を治す、悪用菌の増殖を抑える、脂肪蓄積の抑制。
短鎖脂肪酸	プロピオン酸	ビフィズス菌を増やす、食欲抑制、脂肪の蓄積を抑える。
ポリアミン		血管のしなやかさを維持するアンチエイジング物質。
セロトニン		腸のぜん動運動を促す。悪用菌の毒性を低下。
GABA		ストレス軽減、血圧抑制などの働きを持つ神経伝達物質。
ビタミンB群、K		エネルギー代謝を促すビタミンB_1、B_2、骨の形成に関わるビタミンKなど。
エクオール		大豆イソフラボンから腸内細菌がつくる代謝物で、更年期の症状を軽減。

腸年齢が若いと、見た目も体も若々しくなる！

同窓会で友人に久しぶりに会うと、同じ年齢なのに見た目が若い人・老けた人、不調がある人・元気な人など差を感じるのではないでしょうか。

老化のスピードは人それぞれ違い、抗加齢医学の研究では暦年齢（実年齢）とは別の「生物学的年齢」（臓器や身体機能の低下から計測）が注目されています。

腸内フローラを整えることで生物学的年齢を若くして健康寿命を延ばす方法が、第2章でお伝えしてきた腸寿食の食べ方。そして、次の第3章で紹介する生活リズム（食事、睡眠など）を整えること、日常で体を動かすことなどです。

暦年齢より腸が若いかどうかは、次の「腸年齢チェックリスト」を参考にしてください。これは、僕が日本や海外の膨大な論文、臨床経験をもとに作成したもの。腸寿食プログラムを実践した方は、Aのほうに多くチェックがつくはずです。

腸年齢チェック

あなたの腸年齢は実年齢より若いでしょうか!?　次のAとBのチェック項目を読んで当てはまるものにチェックをつけ、それぞれの合計の数から腸年齢を計算してみましょう。

A

- □ 豆腐、厚揚げが好き
- □ 玄米、麦など全粒穀物を3食に1食は食べる
- □ 見た目が若いと言われる
- □ 塩分は制限している
- □ 発酵食品が好き
- □ スープよりみそ汁が好みである
- □ 朝食後に便が出ることが多い
- □ 3人以上のきょうだいがいる
- □ 田舎、地方の出身である
- □ 週に3回以上、運動している
- □ 深夜0時までには就寝している

B

- □ 外食が週に4日以上ある
- □ 朝食をとらないことが週に4日以上ある
- □ 野菜不足だと思う
- □ 便秘である
- □ タバコを吸う
- □ ストレスを感じている
- □ 寝不足である
- □ 抗生物質をよく服用する
- □ コンビニをよく利用する
- □ コーヒーには砂糖を入れる
- □ アルコールを週に4回以上飲む
- □ 牛・豚・羊など肉類が好き
- □ いきまないと便が出ないことが多い
- □ おなら・便が臭いと言われる
- □ コロコロした便のことが多い
- □ 仕事でも、休日でも運動不足である
- □ 肌荒れや吹き出物で悩んでいる
- □ 胃酸分泌抑制薬を服用している
- □ 仕事、買い物には車で出かける

腸年齢 ＝ □（実年齢） － □（Aのチェック数） ＋ □（Bのチェック数）

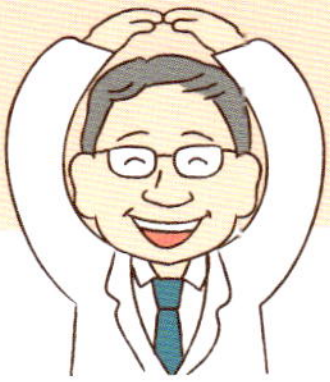

習慣によって腸年齢は若返ります！

役目を終えた腸内細菌は便で出てきて健康状態の便りに

おなかにすむ腸内細菌たちは、宿主であるあなたが食べたものをエサにして働き、有用菌と悪用菌で勢力争いをし、役目を終えると死んで食べカスや水分といっしょに便で出てきます（便のおよそ3分の1が腸内細菌で、腸内フローラ検査では便を採取して解析します）。

便は、健康状態や日頃の生活習慣を振り返れる腸からのお便り。肉などの脂っこい食事が続くと濃い茶色、硬くて臭い便、またはやわらか過ぎる便になったことはありませんか。腸寿食で紹介した植物性たんぱく質や食物繊維が豊富な食事に変えていくと、黄土色でまっすぐ、なめらかなソーセージ状の便になっていくはずです。次の「ブリストル便性状スケール」や色、ニオイなど便の状態を観察し、生活の振り返りや改善の参考にしてみてください。

便チェック

色	高脂肪の食事をとっていたり、便が大腸に長く溜まっていたりすると濃い茶色の便に。黄土色の便なら〇。
ニオイ	悪用菌が増えてアンモニアや硫化水素をつくると不快なニオイに。酸っぱさを感じるニオイが理想。

［ブリストル便性状スケール］

非常に遅い（約100時間）

消化管の通過時間

非常に早い（約10時間）

1 コロコロ便
硬くてコロコロのうさぎのフン状の便

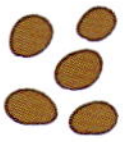

2 硬い便
ソーセージ状であるが硬い便

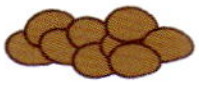

3 やや硬い便
表面にひび割れのあるソーセージ状の便

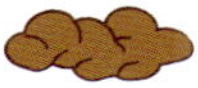

4 普通便
表面がなめらかでやわらかいソーセージ状、あるいは蛇のようなとぐろを巻く便

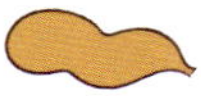

5 やややわらかい便
はっきりとしたシワのある、やわらかい半分固形の便

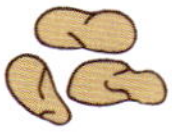

6 泥状便
境界がほぐれてふにゃふにゃで不定形の小片便、泥状の便

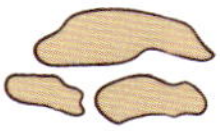

7 水様便
水っぽく、固形物をあまり含まない液体状の便

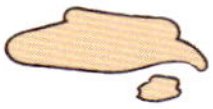

英国のブリストル大学で 1997 年に発表された、便のタイプを7つに分類する国際的な基準。❸、❹、❺が正常で、❹が理想の便。❶❷の硬い便、❻❼のやわらか過ぎる便が出たら、腸内フローラが乱れているサインです。

第3章

“胃腸の働きの虚弱化” に気づいて
入り口から老化・病気を防ぐ！

「ガットフレイル」対策で体も心も健やかなシニア人生に！

人生の最期まで自分の足で歩き、家族や友人とおいしいものを食べ、
病気におびえず自立した生活をして人生を楽しみきりたいですよね。
それには、老化や病気予防の入り口ともいえる

胃腸（ガット）から全身の健康を保つことが重要。

体・心・社会生活のすべてが健やかで
満たされた状態「ウェルビーイング」（Well-being）を目指す
「ガットフレイル」対策についてお伝えします。

フレイル対策、病気予防は全身の健康を支える腸から

おなかの中にすむ腸内細菌がつくる「代謝物」は、腸で作用するだけではなく、吸収されて血管、神経などを通じて全身の臓器へと運ばれ、体と心の健康のバランスを保ってくれています。

食物繊維不足や高脂肪食などで腸内に悪用菌が増え、腸管の老化によってもバリア機能が低下。腸で慢性炎症が起こると、炎症物質や病原菌などが体内に入り込みやすくなり、全身の慢性炎症や病気の入り口に。老化が進み、生活習慣病、がん、脳神経疾患など、さまざまな病気のリスクを上げます。

僕は、**腸内環境を標的に腸を若返らせれば、全身のフレイル（心身の虚弱化）の進行を予防でき、健康寿命を延ばせるのではないかと考え、「ガットフレイル」（胃腸の働きの虚弱化）**という新しい概念を発表しました。

Gut《ガット》
意味 胃腸

Frailty《フレイル》
意味 虚弱

ガットフレイル = 胃腸の働きの虚弱化

一見、健康な働き盛りの世代でも胃腸の働きが弱っている人がいます。赤ちゃんから働き盛りの世代、シニア世代すべての人にガットフレイルについて知っていただきたいのです。

ガットフレイルのおもな症状

- ☑ 胸やけ
- ☑ 胃痛、胃もたれ
- ☑ 腹痛、腹部膨満感
- ☑ 便秘、下痢
- ☑ 食欲低下、体重減少※

※ガットフレイルのチェック法、診断方法は検討が進められています（2024年11月現在）。

↓

生活の質（QOL）が低下。放っておくと、老化を加速させ

さまざまな病気の原因に！

- 血管、肌の老化
- がん
- うつ病
- パーキンソン病
- 糖尿病など生活習慣病
- 慢性腎臓病
- 筋肉量、筋力低下（サルコペニア、フレイル）
- 急性心筋梗塞
- 認知症

食事、生活リズム
運動など
できることから
はじめましょう！

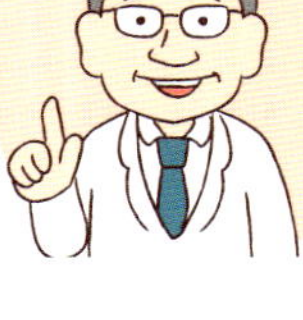

↓

だから！
老化や病気を防ぎ、体と心を健康にする

ガットフレイル対策を！

ガットは血糖値の調整、ウイルス感染予防にも関係

消化管の胃腸（ガット）の働きは、食べたものを消化・吸収・排泄するだけと思っていませんか。ここに腸内細菌による「代謝」が加わります。たとえば、**腸内細菌がつくる代謝物の「短鎖脂肪酸」は、消化管の細胞を刺激してインクレチン（GLP-1、GIP）の分泌を促進。**このインクレチンが膵臓に働きかけ、血糖値を調整するインスリンの分泌を促します。同じものを食べても血糖値が上がりやすい人、上がりにくい人がいますが、それには腸内細菌の働きが関わっているかもしれないのです。

さらに、**腸は体全体の約7割の免疫細胞が集まっている「最大の免疫器官」**。呼吸や食事でウイルスが入ってきても、体内の血液に侵入させないように入り口の腸で防御してくれています。

2018年、丹後地域の高齢者に「インフルエンザに罹患したり、肺炎で入院したことがありますか?」というアンケート調査を行ったところ、「はい」と答えた人はわずか1・6%（381人中、6人）でした。**おなかに酪酸菌の多い丹後地域の高齢者は、免疫力が強い**ことを意味しています。

また、2020年のコロナ禍、僕は欧米人に比べて**日本人の新型コロナウイルス感染症（COVID-19）の感染者数、重症者数が多くならなかったのは腸管粘膜免疫が関わっている**のではないかと考察。調べたところ、日本人のほとんどが遺伝的に消化管で免疫グロブリン「IgA」を分泌でき、欧米人はIgAを分泌できない人が多いことに気づいて論文を発表しました※1。

酪酸菌がつくる酪酸には、IgA抗体を増加させ、腸管粘膜免疫を強化する働きがありますが、新型コロナウイルス感染症が重症化した人、後遺症があった人は酪酸菌が減少していたという海外の報告もあります※2。

胃腸の働き、腸内環境の重要性がだんだんわかってきたのではないでしょうか。

※1 Naito Y,et al : J Clin Biochem Nutr. 2020 Sep;67(2):122-125.　※2 Tao Zuo, et al : Gastroenterology. 2020;159:944-955.

胃腸（ガット）の働き

① 消化	食事で摂取した食べ物を吸収しやすい形に分解。
② 吸収	栄養素を血液中、リンパ管に吸収。
③ 代謝	吸収されなかった食物繊維をエサに腸内細菌が代謝物をつくる。腸を動かすエネルギー源、腸のバリア機能の保持、体内に吸収され運ばれる。
④ 排泄	老廃物を便で体外に排出。

それだけ じゃない！

☑ 胃酸を分泌	食べ物といっしょに入ってきた細菌を殺菌。
☑ 胆汁酸の代謝	肝臓でつくられ小腸に分泌。腸内細菌が脂質を消化・吸収しやすい形にする。
☑ ホルモン分泌	食事をとると消化管から分泌されるインクレチンは、膵臓からのインスリン分泌を促して血糖値を調整。
☑ 粘液の分泌 ☑ 抗菌ペプチドの分泌 ☑ 免疫グロブリンIgAの分泌	慢性炎症を抑える、感染症を防ぐ。
☑ 免疫細胞を制御	アレルギー抑制、がん予防。

脳神経の病気「パーキンソン病」を発症した母は10年以上前から便秘だった

なぜ、僕がガットフレイル対策の重要性をみなさんに強く訴えているのか、個人的な話もありますがお伝えしたいと思います。

僕の医師人生をたどると内科医からはじまり、心臓、呼吸器、腎臓、消化器、白血病、糖尿病、膠原病など、たくさんの患者さんの全身の病気を診てきました。その臨床経験を経てから消化器専門医になり、現在は腸内細菌の研究をしています。腸から全身を診られる医師として、腸内細菌と健康長寿、病気との関わりを医学と科学で解き明かしてみなさんに伝えることも僕の仕事です。

僕が腸内細菌の研究、「**脳腸相関**」に注目している理由は、母がパーキンソン病になったことにあります。

母がパーキンソン病を発症した当時、僕は脳神経の病気は消化器の医師の領域ではないと思っていました。しかし、さまざまな研究が進んで**パーキンソン病の発症の半数以上が腸ファースト型**ではないかと言われるようになり、病因と考えられるαシヌクレインの凝集体は、腸管から迷走神経を上行して脳内に沈着する可能性も見出されています。

振り返ると、**母はパーキンソン病を発症する10年以上前から便秘でした。**初期に気づいてガットフレイル対策をしていたら…と後悔をしているのです。

さらに、**便秘がある高齢者は認知機能の低下が速い**という報告もあり、脳と腸には密接な関係があります。

便秘は重要なガットフレイル症状です。便秘ではない人に比較して便秘の人は10年後、15年後の生存率が有意に低いことが示され、慢性腎臓病、急性心筋梗塞、脳神経疾患などを発症するリスクが高いことが報告されています（P．61）。

慢性的な便秘だとしたら、「おなかだけの問題」「便を下剤で出せばいい」と考えず、体と心の健康のために生活習慣を見直していきましょう！

丹後地域の長寿者から学ぶ！ガットフレイル対策の生活習慣

第2章で紹介した「腸寿食」のコツは、ガットフレイル対策の柱のひとつ。

次のページのように、生活リズムを整える（いつ何を食べるのか、睡眠）、日常の中で体を動かす、社会的な孤立をしないために家族や友人とのコミュニケーションを楽しむこともガットフレイル対策の柱になります。

実際に、丹後地域の元気なご長寿の方々は、腸を元気にするものを食べているだけではなく、**規則正しい生活を送り、畑仕事や家事、趣味など日常の中で体や手先を動かし、家族や友人との食事や趣味を通じた交流も楽しんでいます。**

シニア世代になっても、仕事や家事など何か〝役割を持つ〟ことも元気の秘訣。僕自身も66歳、2人の孫を持つおじいちゃんですが、まだまだできることがあると思って研究や講演活動など仕事をがんばり続けています。

ガットフレイル対策の柱

食物繊維が豊富な 腸寿食

- 全粒穀物、豆、根菜、いも、きのこ、海藻などから多様な食物繊維をとる
- 動物性脂肪・たんぱく質、砂糖、塩分を減らす
- 豆や大豆製品の植物性たんぱく質を増やす

日常の中で続けられる 運　動

- 買い物でカートを使わずカゴを持つ
- エスカレーターより階段を選ぶ
- 掃除、洗濯、庭や畑の手入れ、孫の世話、散歩など体を動かす機会を増やす

体内時計を整える 生活リズム

- 脂っこいものを昼夜だらだら食べない
- 太陽の光を浴び、朝食をしっかりとる
- 夕食は早めに済ませ、就寝前の飲食は控える

脳を活性化させる コミュニケーション

- 趣味を通じた仲間をつくる
- 家族や友人と食事をして会話を楽しむ
- 地域の集まり、活動に参加する

ガットフレイル対策

実践ポイント

植物性たんぱく質、食物繊維が豊富な「腸寿食」を続けて腸年齢を若く！

第2章のおさらいになりますが、腸内フローラを乱れさせ、慢性炎症につながる加工肉や赤肉の飽和脂肪酸・動物性たんぱく質を減らし、不飽和脂肪酸の魚、植物性たんぱく質の豆・大豆製品を増やしていきましょう。

全粒穀物、豆、根菜、いも、きのこ、海藻などの食物繊維は、腸の有用菌に利用され、短鎖脂肪酸（酪酸など）を生み出します。短鎖脂肪酸は腸の粘膜を修復、粘液の分泌を促してバリア機能を維持し、腸年齢を若々しく導きます。

太陽の光を浴び、朝食を食べて脳と腸の体内時計をリセット

人間の体内時計（概日リズム）は、地球の24時間周期よりも少し長い周期になっています。毎日、朝がくるたびに体は時差ボケのような状態になっているので、体内時計をリセットしないといけないわけです。

人間には「親時計」が脳の視床下部に、「子時計」が腸や肝臓、膵臓、肺、筋肉など末梢の組織にあり、シンクロ（同調）して体内時計が整えられています。

脳の親時計のリセット方法は、朝起きて太陽の光を浴びること。子時計のリセット方法が朝食をとることです。**腸内細菌が朝食の炭水化物を利用して代謝物がつくられ、末梢の体内時計のスイッチがオン**になります。さらに、食べ物が胃に入ってくることで胃・大腸反射が起こって朝の快便にもつながります。

肉や揚げ物が昼夜続かないようにして腸に肥満菌が増えるのを防ぐ

昼夜関係なく一日中、自由に高脂肪食を食べていると、末梢の体内時計のリズムが乱れ、マウスの腸内フローラを調べると腸内細菌の種類が減少し、いわゆる肥満菌（デブ菌）に支配されるという研究報告があります※。

ハンバーガー、とんカツ、コロッケ…どうしても肉や揚げ物が食べたいときは昼に食べ、夜は豆・大豆製品の植物性たんぱく質のおかずにするなど、脂っこいものが続かないように調整しましょう。

※Zarrinpar A,at al: Cell Metab. 2014 Dec 2; 20(6): 1006-1017.

就寝の3時間前から食事やお酒を控えて胃腸を休め、良質な睡眠に

なかなか寝つけなかったり、夜中や早朝に起きてしまったりして、朝すっきりしないことはないでしょうか。睡眠不足や睡眠の質の低下は、腸内フローラを乱れさせます。

就寝の直前に食べたり、お酒を飲んだりすると胃腸の消化に負担がかかり、睡眠の質が低下します。夕食は早めに済ませ、就寝の3時間前から食事やお酒を控えるようにしましょう。

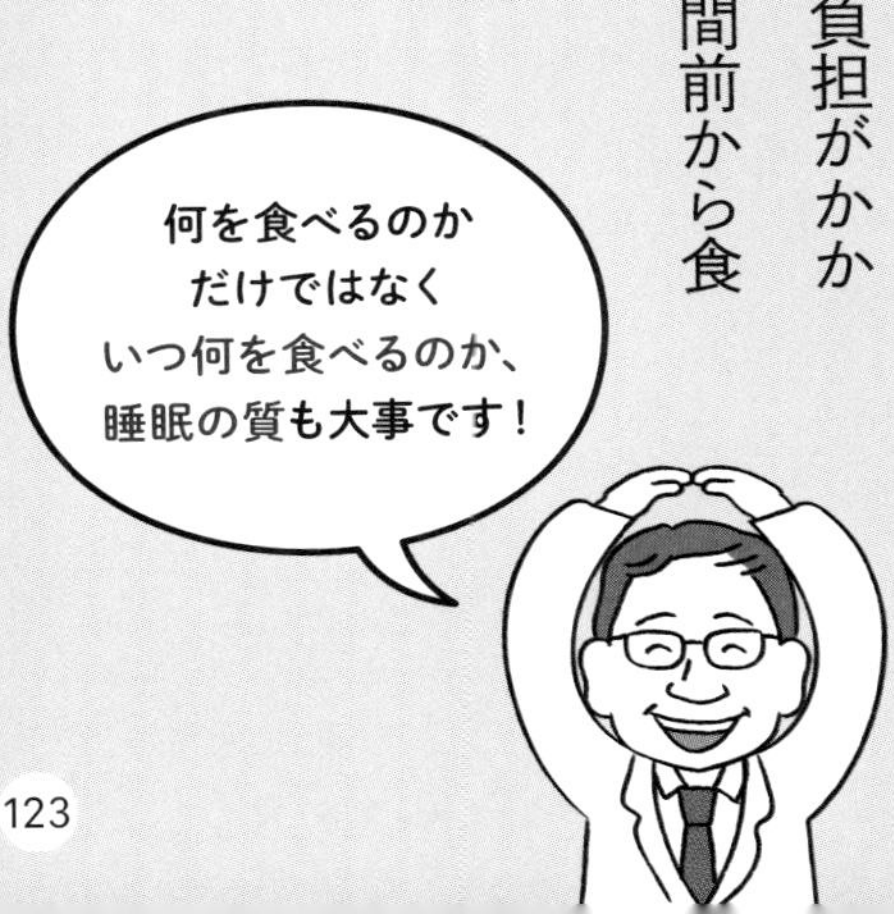
何を食べるのか
だけではなく
いつ何を食べるのか、
睡眠の質も大事です！

買い物カゴや袋を持つ、階段を上る…日常の中でできる運動が大腸がん予防に

ジムに通う、ウォーキングや筋トレをすることが「運動」と思っているかもしれませんが、日常生活の中にも運動のチャンスがたくさんあります。

たとえば、スーパーで買い物をするときに、少しの量でもショッピングカートを使うクセがついていませんか？

☑ カゴを持って売り場をまわり、帰りに買い物袋を持って歩く。

これだけでも、手や下半身の筋肉を使う筋トレに。加齢による握力、歩く速度の低下を抑え、フレイル予防につながるかもしれません。

ほかにも…

☑ **皿洗い、掃除機かけ、床磨き、風呂掃除**

☑ **庭の草むしり、畑仕事**

☑ **孫と遊ぶ、抱っこする**

☑ **犬の散歩**

これらも身体活動量を上げる習慣です。

定期的な運動の習慣がない人でも、1日あたり4分ほどの高強度の身体活動を続けることで全がん発生リスクを17％減少させるという報告もあります※1。

また、国立がん研究センターの多目的コホート研究（JPHC Study）では、身体活動量を増やすことが大腸がんの予防につながると発表※2。

僕らの研究チームも日常的な運動と大腸がん予防の関連を調べ、筋肉を動かすとマイオカイン（SPARC）というホルモンが分泌され、大腸がんの予防に働いていることがわかりました※3。

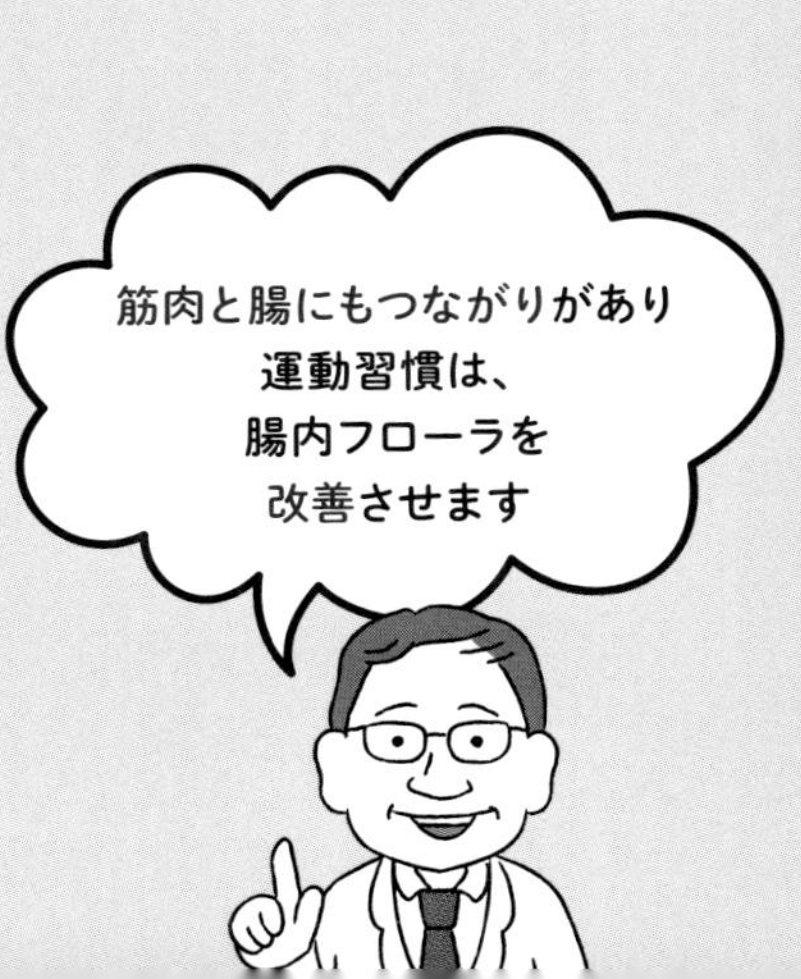
筋肉と腸にもつながりがあり
運動習慣は、
腸内フローラを
改善させます

※1 E.Stamatakis,et al.JAMA Oncol. 2023;9(9):1255-1259.
※2 Cancer Causes Control. 2007;18(2):199-209.
※3 Gut.2013 Jun;62(6):882-9.

おわりに

たくさんの著書を出してきましたが、僕自身が健康のために実践していること（わが家の食卓の写真も！）をここまで公開したのは、この本がはじめてです。京丹後長寿コホート研究からわかってきた健康長寿の秘訣をみなさんの実生活に落とし込んで実践できるよう、「腸寿食」も紹介しました。

あなたが、「おもしろい」「やってみたい」「続けたい」と思ったことは何ですか？　そのことを、ご家族（夫婦、子ども、孫）、友人や地域の人にもぜひ伝えてみてください。楽しい会話が生まれ、記憶の呼び戻しにもなります。

病気になってから治療するだけではなく、フレイル対策、病気予防の方法を医者がもっとがんばって一般の方に伝えなければ――。

60代を前に僕はそう考え、残りの人生をかけて免疫と栄養から腸内細菌と健康長寿の関係を研究しようと大学で「生体免疫栄養学講座」を立ち上げました。

研究論文を発表するだけではなく、一般の方に向けた市民公開講座など全国各地を飛び回って講演活動もがんばっています。

また、最近、興味を持っているのが日本の食文化と歴史です。僕は丹後地域の東にある福井県若狭町の出身なのですが、なんと「若狭おばま御食国《みけつくに》大使」に任命していただき、今年は『杉田玄白「養生七不可」を腸から紐解く』と題した市民公開講座をしました（杉田玄白は若狭国小浜藩医でした）。

旅の機会があれば、新鮮な海と山の幸が豊かな丹後地域から福井県の若狭までぜひ巡ってみてください。

80歳、90歳の壁を超えて元気でいるには、早めのフレイル対策が重要で、腸を整えることは脳、筋肉、骨、さまざまな臓器の全身のフレイル予防になります。

人生100年時代。食べること、体を動かすこと、人との出会い、交流、新しい学びにもワクワクしながら、体も心も社会的にも健やかなシニア人生を歩んでいきたいですね。


健康長寿をめざすのは、何歳からでも遅くありません。

京都府立医科大学大学院教授　内藤裕二

［監修］**内藤裕二**

京都府立医科大学大学院医学研究科 生体免疫栄養学講座教授。京都府立医科大学卒業。長年、消化器の医師として臨床の現場に立ち、さらに研究者として腸内フローラと食事、生活習慣病などの病気、アンチエイジング（抗加齢）の関連などについて最先端の研究を行っている。講演やメディア出演でも活躍。専門は、消化器病学、消化器内視鏡学、抗加齢医学、腸内細菌叢。著書『最高の食べ方がわかる！老けない腸の強化書 専門医が教える45の金言』（新星出版社）、『70歳からの腸活』（エクスナレッジ）、『健康の土台をつくる 腸内細菌の科学』（日経BP）など多数。　2024年、福井県小浜市主催の第23回『杉田玄白賞』を受賞。

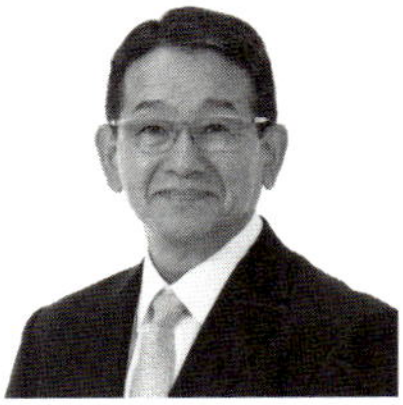

100歳腸寿食

2024年12月7日　第１刷発行

著　者	内藤裕二
発行人	松井謙介
編集人	坂田邦雄
編集長	保母千佳恵
発行所	株式会社 ワン·パブリッシング 〒105-0003 東京都港区西新橋 2-23-1
印刷所	日経印刷株式会社
DTP	株式会社アド・クレール

STAFF

企画・編集制作	掛川ゆり
料理・栄養監修	大越郷子
デザイン	羽鳥光穂
撮　影	田辺エリ
イラスト	藤井昌子
校　閲	麦秋アートセンター

［この本に関する各種お問い合わせ先］

●内容等のお問い合わせは、下記サイトのお問い合わせフォームよりお願いします。
……https://one-publishing.co.jp/contact/

●不良品（落丁、乱丁）については……業務センター　Tel 0570-092555
〒354-0045 埼玉県入間郡三芳町上富279-1

●在庫・注文については……書店専用受注センター Tel0570-000346